民间实用

郭号 周芳◎主编

彩图版

祖传秘方

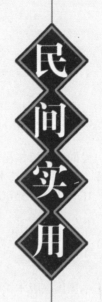

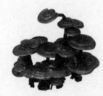

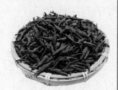

U0245037

天津出版传媒集团

天津科学技术出版社

图书在版编目（ＣＩＰ）数据

民间实用祖传秘方 ：彩图版 / 郭号，周芳主编. --
天津 ：天津科学技术出版社，2023.6（2025.3重印）
　　ISBN 978-7-5742-1176-6

　　Ⅰ．①民… Ⅱ．①郭… ②周… Ⅲ．①秘方－汇编
Ⅳ．①R289.5

中国国家版本馆CIP数据核字(2023)第085508号

民间实用祖传秘方 ：彩图版
MINJIAN SHIYONG ZUCHUAN MIFANG: CAITUBAN
责任编辑：马妍吉

出　　　版：天津出版传媒集团
　　　　　　天津科学技术出版社

地　　　址：天津市西康路 35 号
邮　　　编：300051
电　　　话：（022）23332695
网　　　址：www.tjkjcbs.com.cn
发　　　行：新华书店经销
印　　　刷：三河市天润建兴印务有限公司

开本 680×960　1/16　印张 14　字数 220 000
2025 年 3 月第 1 版第 3 次印刷
定价：68.00 元

目录

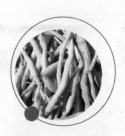

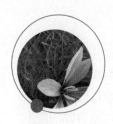

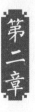
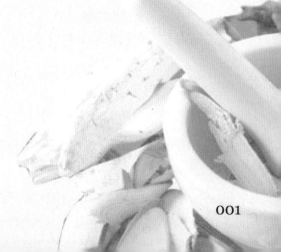

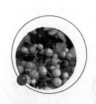

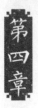
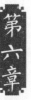

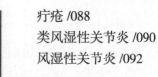
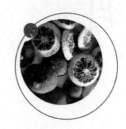

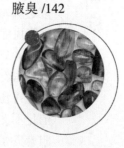

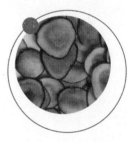
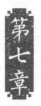
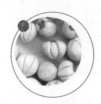

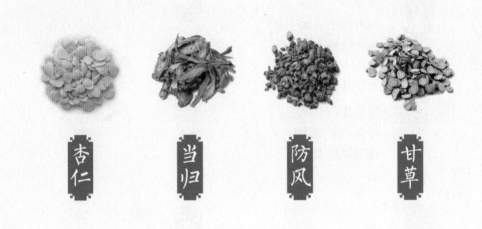

杏仁　　当归　　防风　　甘草

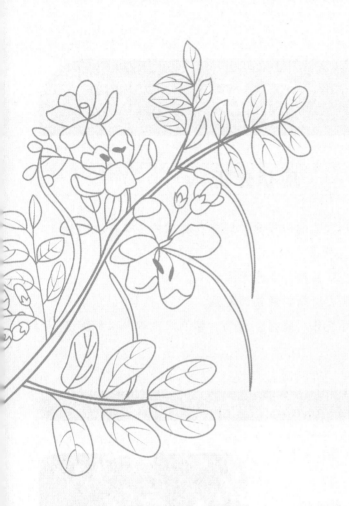

第一章 急性病症

急性病症，指发病急剧、病情变化迅速、症状较重的疾病。本章所涉秘方主要针对日常生活中常见的急性病症，有痢疾、腹痛、呕吐、虫类咬伤、蛇类咬伤、跌打损伤、烧烫伤、鼻出血等。

痢疾

症状分析

1. 痢疾是一种常见的以发热、腹痛、腹泻为主要症状的传染性疾病。

2. 好发于夏、秋两季，多见于青壮年。

3. 主要借助饮食，经口传染而发病。

4. 临床症状有发热、腹痛、腹泻、黏液便、脓血便和里急后重感。

秘 方

乌梅方

材料少 / 制作时间短

材料 / 乌梅30克。

制法 / 乌梅去核烧过，研末。

用法 / 每次6克，米汤送服。

功效 / 适用于辅助治疗赤痢。

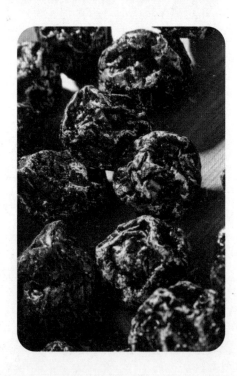

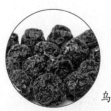

乌梅

鲜香椿叶方

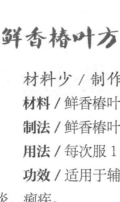

材料少 / 制作时间短

材料 / 鲜香椿叶 100 克。

制法 / 鲜香椿叶水煎，取汤。

用法 / 每次服 1 剂。

功效 / 适用于辅助治疗慢性肠炎、痢疾。

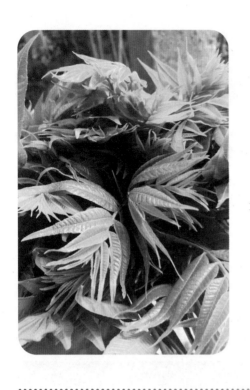

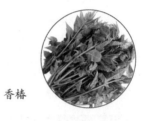

香椿

葛根芩连汤

材料易得 / 制作时间短

材料 / 葛根 12 克，黄芩、黄连各 9 克，炙甘草 5~8 克。

制法 / 以水 1600 毫升，先煮葛根，后加入其他材料，煮至剩 400 毫升，去渣。

用法 / 每日 1 剂，分 2 次服用。

功效 / 表里两解，清热止痢。适用于痢疾兼表证者，症见发热而喘、汗出、大便黏稠、暴注下迫。

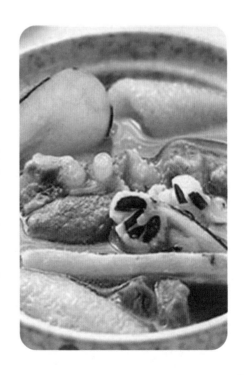

腹痛

症状分析

1. 腹痛是指由各种原因引起的腹腔内外脏器的病变。其病因可概括为外感寒邪、饮食不节、情志失调、阳气虚弱、跌打损伤、脉络瘀阻或腹部术后等。

2. 腹痛可分为急性和慢性两类。

3. 临床腹痛的病因不同，则疼痛部位不一。胁腹、两侧少腹疼痛多属肝经病症；大腹疼痛，多为脾胃病症；脐腹疼痛，多为小大肠病症，多属肾、膀胱、胞宫病症。

秘 方

蒿苓清胆汤

材料易得 / 制作时间短

材料 / 青蒿、黄芩各6克，半夏、枳壳、陈皮各5克，竹茹、茯苓、碧玉散各9克。

制法 / 将上药以水煎煮，取药汁。

用法 / 每日1剂，分2次服用。

功效 / 清胆利湿，和胃化痰。适用于辅助治疗寒热如疟，寒轻热重，口苦胸闷，腹痛腹胀，舌红苔白，脉弦。

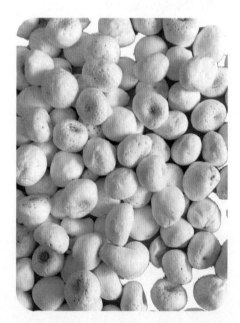

半夏

大黄牡丹汤

材料易得 / 制作时间短

材料 / 冬瓜籽 30 克，大黄 18 克，桃仁 12 克，牡丹皮、芒硝各 9 克。

制法 / 将上药以水煎煮，取药汁。

用法 / 每日 1 剂，分 2 次服用。

功效 / 泻热破瘀，散结消肿。适用于辅助治疗腹痛初起，小腹肿痞，按之即痛，小便自调，发热自汗。

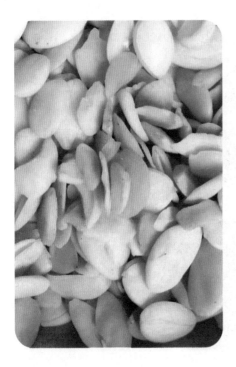

桃仁

消痞化积丸

材料易得 / 制作时间短

材料 / 枳壳、黄连各 15 克，厚朴 12 克半夏、人参各 9 克，炙甘草、麦芽曲、茯苓、白术各 6 克，干姜 3 克。

制法 / 将上药研为细末，汤浸蒸熟为丸梧桐子大。

用法 / 每次服 50~70 丸，温开水送下，每日 2 次。

功效 / 消痞除满，健脾和胃。适用于辅助治疗脾虚气滞，心下痞满，脘腹胀痛，不欲饮食，倦怠便溏。

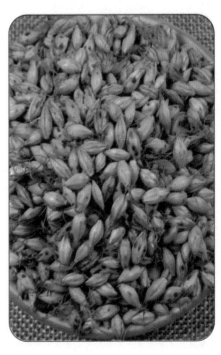

麦芽曲

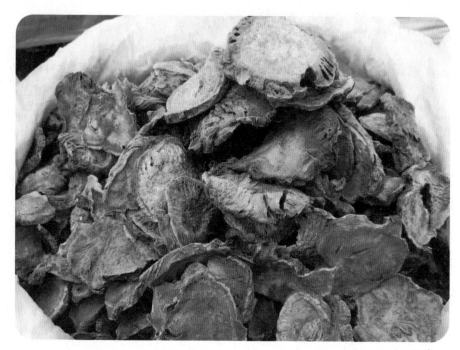

大黄

三物备急方

材料少 / 制作时间短

材料 / 大黄、干姜、巴豆各30克。

制法 / 上药共研细末，制成丸，如大豆大小即可。

用法 / 每次3~4丸，每日2次。

功效 / 攻逐寒积。用于辅助治疗寒实冷积，猝然心腹胀痛，痛如锥刺，大便不通。

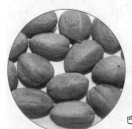

巴豆

呕吐

症状分析

1. 呕吐是胃内容物返入食管，经口吐出的一种反射动作。

2. 呕吐一般可分为反射性、中枢性、前庭障碍性、神经官能性四大类。

3. 临床症状为恶心、干呕和呕吐，有时可无恶心和干呕的先兆。

秘 方

绿豆花椒方

材料少 / 制作时间短

材料 / 绿豆1撮，花椒45克。

制法 / 水煎。

用法 / 每日1剂，分2次服用。

功效 / 除湿止呕，温中散寒。

用于辅助治疗呕吐、心腹寒痛。

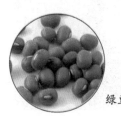

绿豆

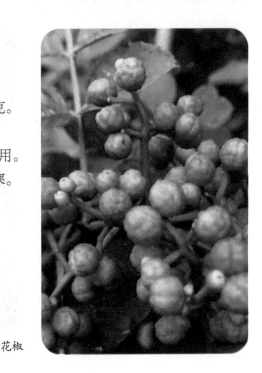

花椒

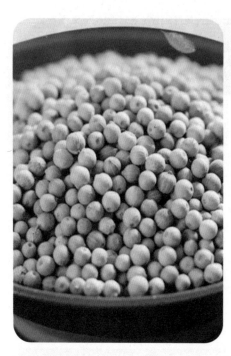

白胡椒菜豆籽方

材料少 / 制作时间短

材料 / 白胡椒（盐水炒）、菜豆籽（盐水炒）各20粒。

制法 / 研磨成细末。

用法 / 每日1剂，分2次温开水送服。

功效 / 祛风，健胃止呕，温中散寒。适用于缓解呕吐症状。

白胡椒　　　　菜豆籽

芹菜根甘草汤

材料少 / 制作时间短

材料 / 芹菜根40克，甘草15克，鸡蛋1枚。

制法 / 将芹菜洗净切段，放入甘草和4毫升水，煮至200毫升，取汁去渣，烧开后，打入1枚鸡蛋，搅拌均匀。

用法 / 每日1剂，分2次趁热食用。

功效 / 适用于缓解反胃呕吐。

芹菜根

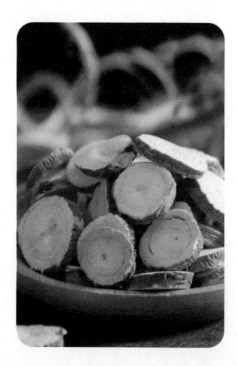

甘草

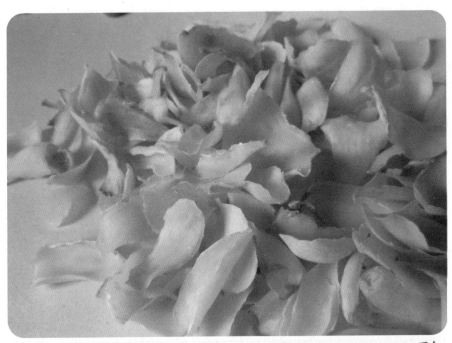

百合

鸡蛋百合饮

材料少 / 制作时间短

材料 / 鸡蛋1枚（取蛋黄），百合45克，醋少许。

制法 / 百合洗净，加水浸泡1夜，白沫出来后去水，用水煎，加醋及鸡蛋黄，拌均匀再煎。

用法 / 每日1剂，分2次，温服。

功效 / 清心止呕，养阴润燥。适用于缓解胃阴不足所致的反胃、呕吐。

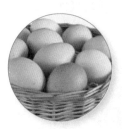

鸡蛋

虫类咬伤

症状分析

1. 虫类咬伤指昆虫咬破人体组织造成的伤害，不同昆虫体内所含毒液不同，对人体所造成的伤害程度也不同。

2. 症状轻者为轻度红斑、丘疹，伴有不同程度的瘙痒、烧灼感及疼痛感；症状重者可出现皮肤大面积损伤或坏死、关节痛等。

秘 方

丝瓜方

材料少 / 制作时间短

材料 / 丝瓜叶1把或丝瓜1块。

制法 / 将丝瓜叶或丝瓜捣烂。

用法 / 外用，敷擦患处。每日3次。

功效 / 清热解毒。适用于辅助治疗蜈蚣咬伤。

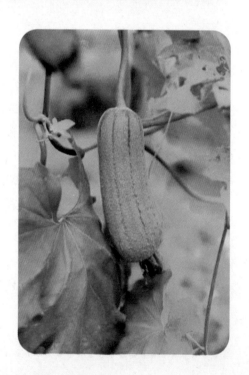

丝瓜叶

南瓜方

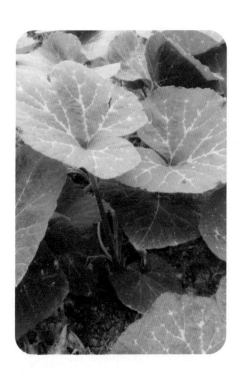

材料少 / 制作时间短

材料 / 南瓜叶数片（大叶者只用1~2片）。

制法 / 将南瓜叶洗净、捣烂。

用法 / 外用，敷擦。每日3次。

功效 / 适用于辅助治疗蜈蚣咬伤。

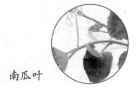

南瓜叶

六神丸芦荟方

材料易得 / 制作时间短

材料 / 六神丸10粒，鲜芦荟适量。

制法 / 将六神丸研粉，鲜芦荟切片用纱布包裹加压取汁，用芦荟汁调六神丸粉成糊状即可。

用法 / 外用敷于患处。每日2次。

功效 / 清凉解毒，消炎止痛。适用于辅助治疗毒虫咬伤。

六神丸

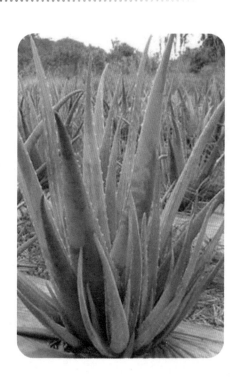

芦荟

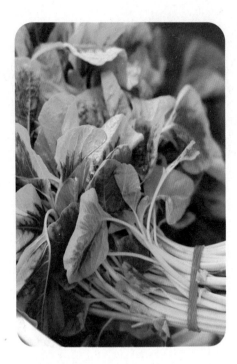

苋菜方

材料少 / 制作时间短

材料 / 苋菜适量。

制法 / 将苋菜捣烂。

用法 / 外用，涂擦伤口或捣汁滴患处。每日 3 次。

功效 / 清热解毒，利尿止血。适用于蜈蚣咬伤、蜂蜇伤。

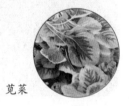

苋菜

鲜花方

材料少 / 制作时间短

材料 / 鲜凤仙花 1 朵。

制法 / 取鲜凤仙花揉出汁液。

用法 / 外用，敷擦。每日 3 次。

功效 / 可见肿消。适用于辅助治疗蜂蜇伤。

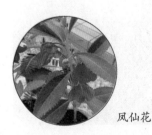

凤仙花

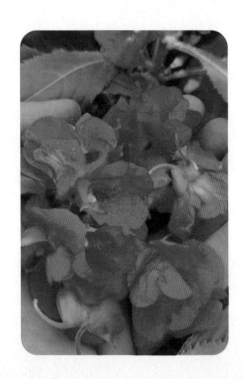

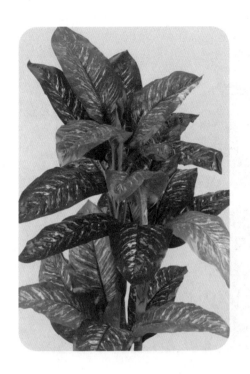

万年青叶方

材料少 / 制作时间短

材料 / 万年青叶适量。

制法 / 将万年青叶洗净捣烂。

用法 / 外敷患处。每日1~2次。

功效 / 清热解毒、利尿消肿、止血。适用于辅助治疗蛇类咬伤。

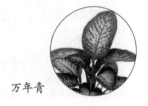

万年青

鱼腥草绍兴酒方

材料少 / 制作时间短

材料 / 鱼腥草1把，盐少许，绍兴酒1杯。

制法 / 将鱼腥草洗净，加盐捣烂，放入锅内，加绍兴酒和适量水，煮沸3分钟。

用法 / 取汁饮服，每日1剂。

功效 / 清热解毒，消肿止痛。适用于辅助治疗蛇类咬伤。

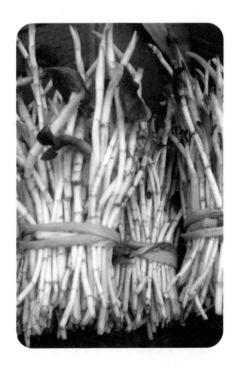

鱼腥草

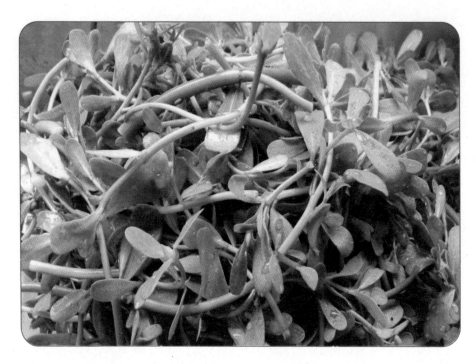

马齿苋方

材料少 / 制作时间短

材料 / 鲜马齿苋适量。

制法 / 鲜马齿苋捣汁装1小杯。

用法 / 用同量的温开水冲服，并涂敷伤处。

功效 / 适用于辅助治疗毒蛇咬伤。

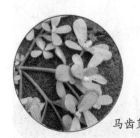

马齿苋

跌打损伤

症状分析

1.跌打损伤包括刀枪伤、跌扑伤、殴打伤、闪挫伤、刺伤、擦伤、运动损伤等。

2.中医认为跌打损伤的主要病理是瘀血壅滞、血闭气阻。

3.伤处多有疼痛、肿胀、出血或骨折、脱臼等，严重者可出现部分内脏损伤。

秘方

迎春花瓣方

材料少 / 制作时间短

材料 / 迎春花瓣适量。

制法 / 将迎春花瓣捣烂。

用法 / 外用，涂于患处。每日3次，坚持使用1周。

功效 / 对跌打伤有明显的缓解作用。

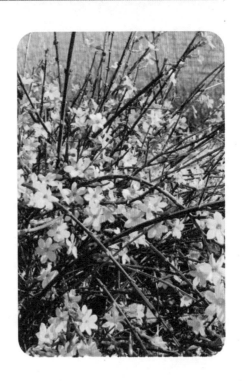

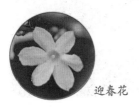

迎春花

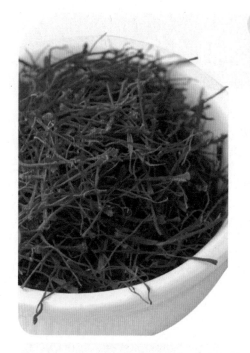

藏红花方

材料少 / 制作时间短

材料 / 藏红花3克，白酒少许。

制法 / 藏红花煎汁，加白酒。

用法 / 外用，清洗患处。

功效 / 适用于辅助治疗跌打损伤。

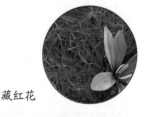

藏红花

仙人掌方

材料少 / 制作时间短

材料 / 仙人掌、面粉各适量。

制法 / 仙人掌去刺，洗净，捣烂取汁，加面粉适量。

用法 / 外用，敷于患处。

功效 / 适用于辅助治疗跌打损伤。

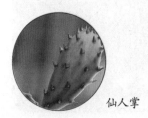

仙人掌

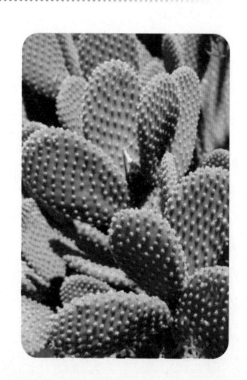

烧烫伤

症状分析

1.烧烫伤主要指被沸水、滚粥、热油、热蒸气、火焰等烧烫造成的人体损伤。

2.轻度烧烫伤伤及表皮层，受伤的皮肤发红、肿胀，伴有疼痛感，但无水疱出现。

3.重度烧烫伤会伤及真皮层，烧烫处的皮肤红肿、发热，疼痛难忍，有明显水疱。

4.严重的烧烫伤会使皮肤甚至皮肤下面的脂肪、肌肉和骨骼都受到伤害，皮肤焦黑、坏死。

秘　方

侧柏叶方

材料少 / 制作时间短

材料 / 侧柏叶适量。

制法 / 侧柏叶捣烂。

用法 / 外用，敷于伤口处。

功效 / 适用于辅助治疗烧烫伤。

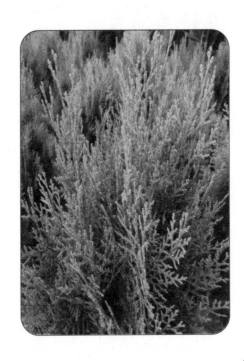

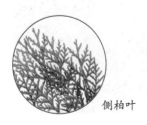

侧柏叶

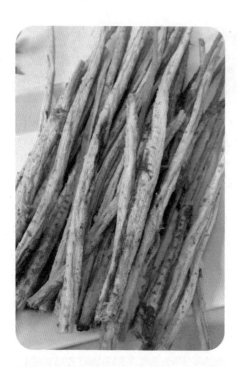

沙参粥

材料少 / 制作时间短

材料 / 沙参30克，粳米100克，冰糖适量。

制法 / 将沙参煎取药汁，去渣；粳米洗净，加适量清水，武火煮沸。加药汁，改中火煮粥，粥熟后加入冰糖调匀即可。

用法 / 佐餐食用。

功效 / 具有养阴益气的作用。用于辅助治疗烧伤。

沙参

生地黄油膏

材料少 / 制作时间短

材料 / 生地黄汁适量，芝麻油、醋各少许。

制法 / 生地黄汁加芝麻油、醋一起入锅熬成膏状。

用法 / 外用，用鸡翎蘸上膏药扫患处。

功效 / 适用于辅助治疗烧烫伤。

芝麻油

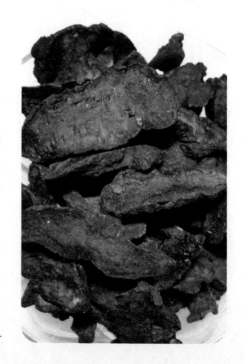

生地黄

鼻出血

症状分析

1. 西医认为，鼻出血多因鼻腔病变引起，也可由全身疾病引起，偶尔有鼻腔邻近部位病变出血经鼻腔流出者。

2. 中医认为，鼻出血主要是由于肺、胃、肝火热偏盛，迫血妄行，血溢清道而出。

3. 鼻出血多为单侧出血，也可为双侧出血，可间歇反复出血，也可持续出血。

4. 出血量不一，轻者仅鼻涕中带血，重者可引起失血性休克。

秘 方

龙牡地黄饮

材料易得 / 制作时间短

材料 / 生龙骨、生牡蛎、生地黄各 30 克，茜草 15 克，山茱萸、牡丹皮各 12 克，牛膝 10 克。

制法 / 将上药以水煎煮，取药汁。

用法 / 每日 1 剂，分 2 次服用。

功效 / 祛瘀消火，凉血止血。适用于缓解胃肝火过旺引起的鼻出血。

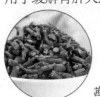

茜草

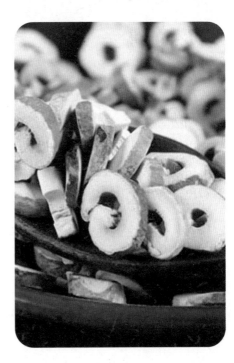

牡丹皮

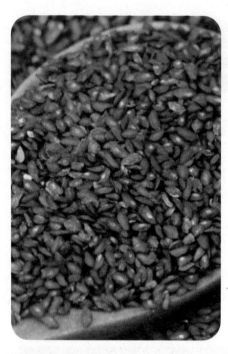

车前子

龙胆泻肝汤

材料易得 / 制作时间短

材料 / 生地黄、车前子各15克，龙胆草、生栀子、黄连、白芍药、牛膝、泽泻各10克，木通5克。

制法 / 将上药以水煎煮，取药汁。

用法 / 每日1剂，分2次服用。

功效 / 具有清泻肝火的功效。适用于缓解肝火旺盛引起的鼻出血。

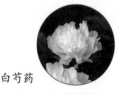

白芍药

茅根水方

材料少 / 制作时间短

材料 / 白茅根60克

制法 / 水煎。

用法 / 冷服，或加白砂糖同服。

功效 / 凉血，止血。适用于缓解鼻出血。

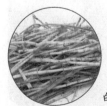

白茅根

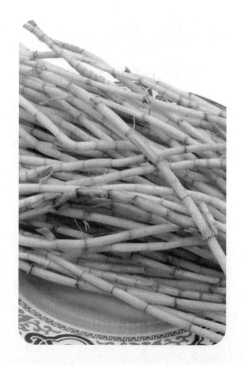

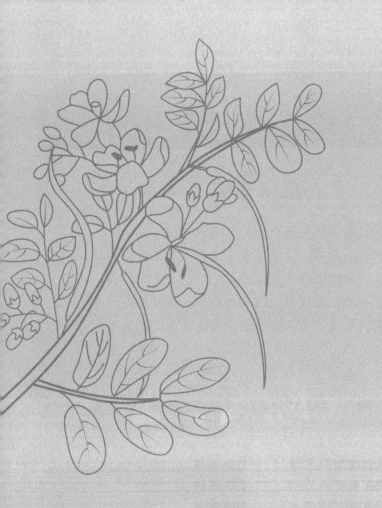

第二章 内科病

　　本章收录了包括呼吸、循环、消化、泌尿、血液、内分泌等系统病症的对症秘方，每例秘方都针对不同的病症，详细地介绍了其材料、制法、用法及其功效，对某些需要注意的禁忌等做了特别的说明，以帮助读者更好地选择使用。

肺炎

症状分析

1. 肺炎是指肺部的终末气道、肺泡和肺间质的炎症。

2. 可由细菌、病毒、真菌、寄生虫等病原微生物以及放射线、吸入性异物等理化因素引起。

3. 临床主要症状为发热，咳嗽，咳痰、痰中带血，可伴呼吸困难、胸痛、头痛、恶心、下痢、腹痛等，儿童患者有时会发生痉挛。

秘 方

鲜芦根粥

材料少 / 制作时间短

材料 / 鲜芦根 100 克，粳米 50 克。

制法 / 鲜芦根和粳米一同煮稀粥。

用法 / 不拘时服之。

功效 / 清肺泻热，养阴生津。

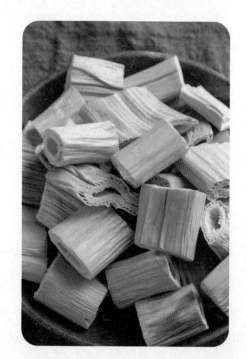

白茅根

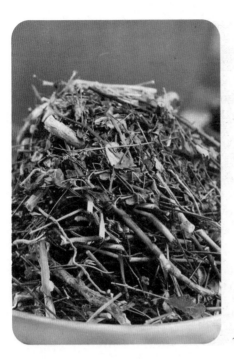

石椒草方

材料少 / 制作时间短

材料 / 石椒草 100 克。

制法 / 石椒草加清水 300 毫升，煎至 100 毫升，去渣。

用法 / 每次服 30 毫升，每日 3 次。

功效 / 辛凉解表，清热活血。适用于辅助治疗大叶性肺炎。

石椒草

天冬根方

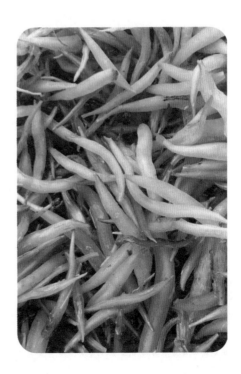

材料少 / 制作时间短

材料 / 天冬根 20 克。

制法 / 天冬根以水煎汤。

用法 / 口服，早、晚各 1 次。

功效 / 适用于辅助治疗肺炎咯血、内伤吐血。

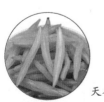
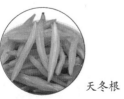

天冬根

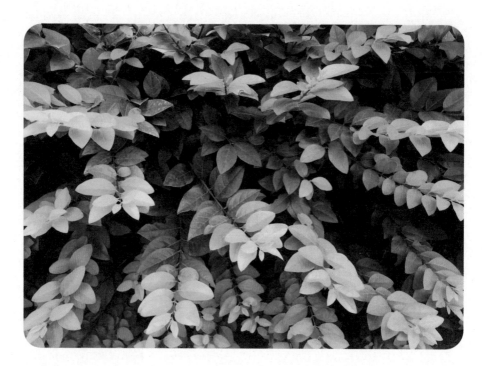

女贞叶饮

材料少 / 制作时间短

材料 / 女贞叶（鲜品）500 克。

制法 / 用新鲜女贞叶，加水 500 毫升，浓煎至 200 毫升即可。

用法 / 口服，每次 5~10 毫升，每日 3~4 次。

功效 / 适用于肺炎恢复期。

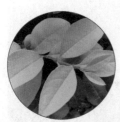
女贞叶

感冒

症状分析

1. 感冒，急性上呼吸道感染的俗称，是风邪侵入人体所致的常见外感疾病。

2. 中医将感冒分为风热性感冒、暑湿型感冒、风寒型感冒和表寒里热型感冒四种类型。

3. 西医将感冒分为普通感冒和流行性感冒。

4. 临床表现为流鼻涕、鼻塞、咳嗽、头痛、肌痛、寒战恶寒发热、关节酸痛、全身不适等。

秘 方

杭菊红糖饮

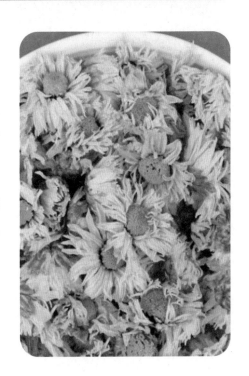

材料少 / 制作时间短

材料 / 杭菊花30克，红糖适量。

制法 / 杭菊花煮沸数分钟，去渣取汁，加入红糖调味即可。

用法 / 代茶饮。

功效 / 疏散风热。适用于缓解风热感冒之咽红、咽干、咽痛等症。

杭菊花

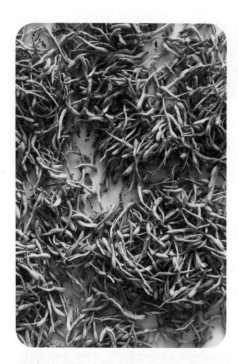

金银花

金银花茶

材料少 / 制作时间短

材料 / 金银花20克，茶叶6克，白砂糖30克。

制法 / 将金银花、茶叶放砂锅内，加适量水，用武火煮沸，加入白砂糖煮至溶化，弃渣取汁。

用法 / 趁热饮用，每日1次，连服2~3日。

功效 / 辛凉解表。适用于缓解风热感冒。

陈皮雪梨汤

材料少 / 制作时间短

材料 / 雪梨1个，陈皮2块，冰糖4大匙。

制法 / 将雪梨洗净切块，然后与陈皮一同下入盛有清水的锅内，煮开后再煮20分钟，加入冰糖调匀即可。

用法 / 每日早、晚各饮1杯。

功效 / 可缓解因感冒所致的咳嗽等症。

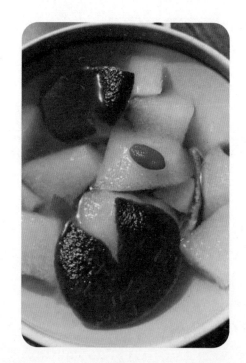

陈皮雪梨汤

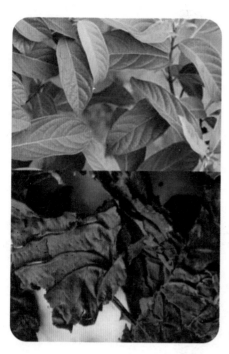

大青叶

金银花大青叶茶

材料少 / 制作时间短

材料 / 金银花 15 克，大青叶 10 克。

制法 / 将金银花、大青叶用水过滤，一同放入玻璃杯中，冲入沸水，闷泡 10 分钟左右即可。

用法 / 代茶频饮。

功效 / 此茶饮可预防感冒，尤其对预防春季流感有疗效。

备注 / 此茶饮偏凉，不宜过量或长期饮用。

薄荷藕丝汤

材料少 / 制作时间短

材料 / 莲藕 150 克，薄荷 20 克。

制法 / 先将薄荷洗净，直接放入锅内，加水 250 毫升，置于火上煎熬成汁；把莲藕刷洗干净，切成丝，再将藕丝放入薄荷汁内，泡 10~15 分钟即成。

用法 / 每日分 2 次服用。

功效 / 具有疏风清热、滋补身体的功效。

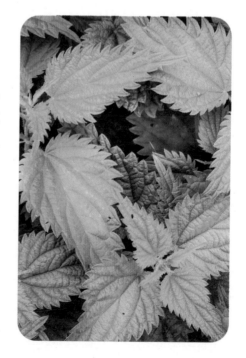

薄荷

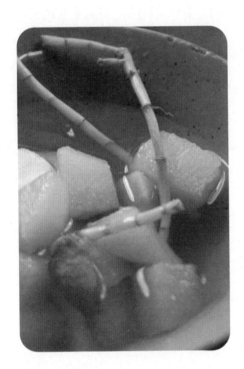

五汁饮

材料易得／制作时间短

材料／鸭梨、鲜藕、茅根、麦冬、鲜芦根各200克。

制法／鸭梨削皮挖核，茅根去皮，鲜藕去皮节，麦冬、芦根拣洗干净。将全部材料捣碎成泥状，以清洁纱布绞拧取其汁。

用法／代茶饮，随时随量饮用。

功效／具有清热除烦、生津解渴的功效。适用于辅助治疗热病口渴、高热不退、咽干烦躁、大便秘结等病症。

五汁饮

鸡蛋苦参方

材料少／制作时间短

材料／鸡蛋1枚，苦参6克。

制法／将苦参水煎取汁，然后将鸡蛋打碎搅匀，用煮沸的药汁冲鸡蛋。

用法／每日1次，趁热服用。

功效／用于辅助治疗风热感冒、流行性感冒，症见头痛、发热、咳嗽、咽痛者效尤佳。

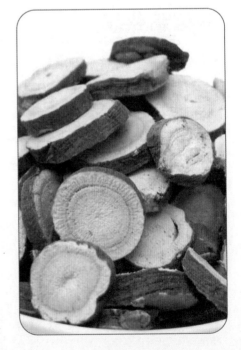

苦参

菊桑枇杷饮

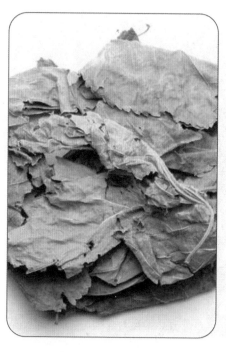

材料易得 / 制作时间短

材料 / 野菊花、桑叶、枇杷叶（炙）各 10 克。

制法 / 将上药共研成细末，再用水煎煮，滤渣，取汁。

用法 / 代茶饮，每日 1 剂，连服 3~5 日。

功效 / 有清热散风、解表、化痰的功效。适用于辅助治疗流行性感冒、咳嗽、咳黄痰等症。

桑叶

菜根菊花汤

材料少 / 制作时间短

材料 / 大白菜根 3 个，菊花 15 克，白砂糖适量。

制法 / 将大白菜根切片与菊花用水煎煮，加白砂糖。

用法 / 每日 1 剂，趁热服，盖被出汗，连服 3~4 日。

功效 / 具有消暑退热的功效。适用于缓解暑湿伤表所致的发热。

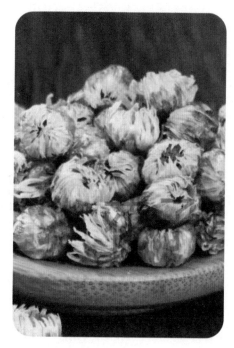

菊花

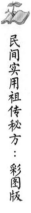

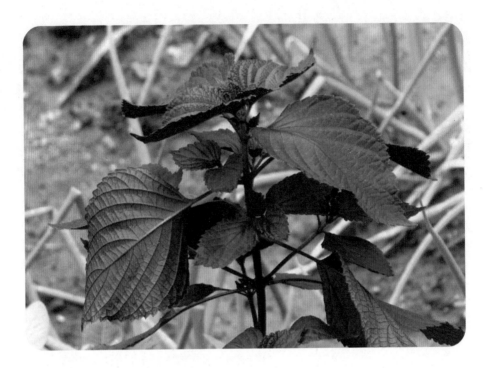

荆芥苏叶方

材料易得／制作时间短

材料／荆芥、紫苏叶各10克，鲜生姜8克，茶叶6克，红糖适量。

制法／将除红糖外的材料用文火煎煮15~20分钟后，加入红糖煮至溶化即成。

用法／每日2次，量不拘。

功效／具有发散风寒、祛风止痛的功效。适用于缓解风寒感冒，症见畏寒、身痛、无汗等。如伴有咳嗽痰盛，可加干橘皮10克（鲜品加倍）。

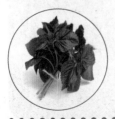

紫苏叶

咳嗽

症状分析

1. 咳嗽是肺系疾病的主要证候之一，分外感咳嗽与内感咳嗽。

2. 外感咳嗽主要由异物、刺激性气体、呼吸道内的分泌物等刺激呼吸道黏膜引起。

3. 内感咳嗽是指由饮食、情志等内伤因素致脏腑功能失调、内生病邪导致的咳嗽。

秘 方

三根清肺茶

材料少 / 制作时间短

材料 / 丝瓜根、芦根各60克，白茅根30克。

制法 / 将白茅根、丝瓜根、芦根用清水冲洗干净，切碎，放入茶壶中。在茶壶中冲入600毫升沸水，加盖闷泡20分钟左右，滤渣取汁。

用法 / 每日1剂，代茶饮。

功效 / 清热祛火，生津润肺。适用于辅助治疗肺热咳嗽、痰中带血、口渴者饮用。

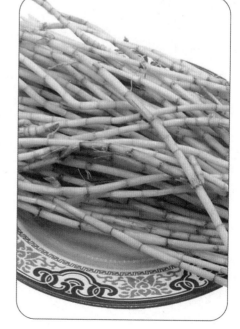

白茅根

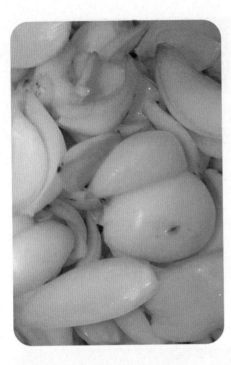

鲜百合　　　莲藕

百合枇杷茶

材料易得 / 制作时间短

材料 / 鲜百合、枇杷、莲藕各30克，红糖适量。

制法 / 将莲藕洗净切片；将枇杷去核，与百合、藕片同煎取汁，再调入适量红糖。

用法 / 代茶频饮。

功效 / 此茶饮适合肺热咳嗽患者饮用，具有润燥、止咳的功效。

桂花茶

材料少 / 制作时间短

材料 / 干桂花5克，冰糖适量。

制法 / 干桂花用清水冲洗干净，沥干。将沥干的桂花放入杯中，加入200毫升沸水冲泡，5分钟后依个人口味调入适量冰糖即可。

用法 / 代茶饮用，每日数次。

功效 / 桂花味辛，性温，能祛风、除湿痰、平喘。适用于辅助治疗感冒咳嗽，缓解气喘、牙痛、腹痛等。

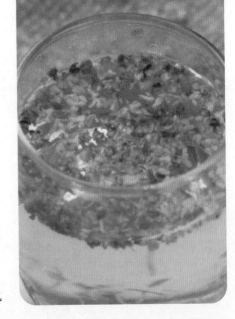

桂花

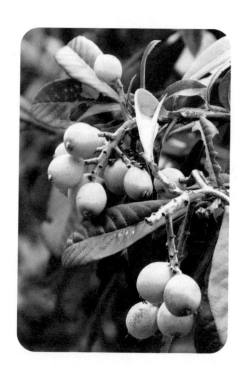

枇杷叶汁

材料少 / 制作时间短

材料 / 枇杷叶适量。

制法 / 将枇杷叶洗净，用开水冲泡。

用法 / 每次服用 30 毫升，每日 3 次。

功效 / 适用于缓解感冒引起的咳嗽不止症状。

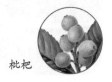

枇杷

沙参麦冬汤

材料易得 / 制作时间短

材料 / 沙参 10 克，麦冬 9 克，玉竹 6 克，冬桑叶、生白扁豆、天花粉各 4.5 克，生甘草 3 克。

制法 / 将上药以水煎煮，取药汁。

用法 / 每日 1 剂，分 2 次服用。

功效 / 适用于缓解肺胃津液不足引起的咳嗽。

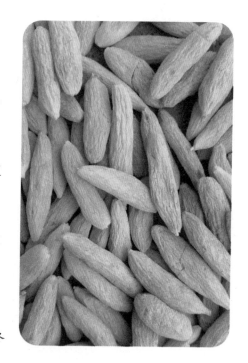

沙参　　　　麦冬

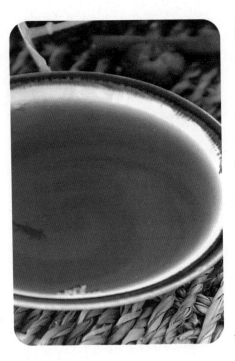

蛋黄阿胶酒

材料少 / 制作时间短

材料 / 鸡蛋4枚（取蛋黄），阿胶20克，盐少许，米酒500毫升。

制法 / 先将米酒煮沸，再加入阿胶，待其溶化后再加入鸡蛋黄和盐，搅拌均匀，再加热煮沸后离火即可。

用法 / 温服，每日服2次，随量。

功效 / 补虚养血、滋阴润燥、止血息风。对于体虚乏力、血虚萎黄、虚劳咳嗽等症具有明显的缓解作用。

蛋黄阿胶酒

蒲公英汤

材料易得 / 制作时间短

材料 / 蒲公英15克，桑叶、白蒺藜、决明子、忍冬藤、败酱草、紫花地丁、赤芍、地肤子、女贞子各10克，半边莲、蝉蜕、菊花各6克，甘草、荆芥各3克。

制法 / 将上药以水煎煮取汁。

用法 / 每日1剂，分2次服用。

功效 / 本方对肺痛有辅助治疗作用。肺痛以高热、咳嗽等为主要症状。

蒲公英汤

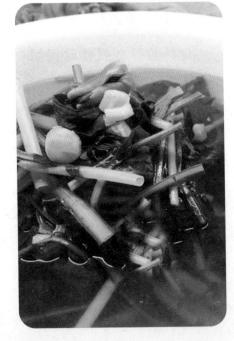

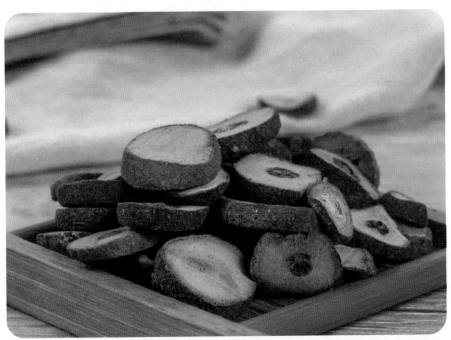

枳实

枳实薤白桂枝汤

材料易得 / 制作时间短

材料 / 枳实、厚朴、瓜蒌各 12 克，薤白 9 克，桂枝 6 克。

制法 / 先煮厚朴、枳实，然后加入瓜蒌、薤白、桂枝煎煮，取汁。

用法 / 每日 1 剂，分 2 次服用。

功效 / 适用于缓解咳嗽。

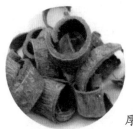

厚朴

哮喘

症状分析

1. 哮喘是支气管哮喘的简称，大致分为外源性哮喘、内源性哮喘、混合性哮喘等，是由多种细胞，特别是肥大细胞、嗜酸性粒细胞、T淋巴细胞和细胞成分参与的气道慢性炎症。

2. 主要症状为反复发作的喘息、气急、胸闷或咳嗽，常为带哮鸣音的呼气性呼吸困难，发作时胸廓饱满，叩诊呈过清音，听诊可闻及肺内广泛哮鸣音等。

秘 方

金瓜馅糖汁

材料少 / 制作时间短

材料 / 金瓜1000克，麦芽糖500克，生姜汁60毫升。

制法 / 将金瓜洗净，切小块，煮透去渣留汁，浓缩后加入麦芽糖，再熬10分钟，最后将生姜汁倒入，搅拌均匀即成。

用法 / 最好在哮喘高发期前连服2个月，每日2次，早、晚各服15克，开水冲服。

功效 / 本方可有效预防支气管哮喘发作。

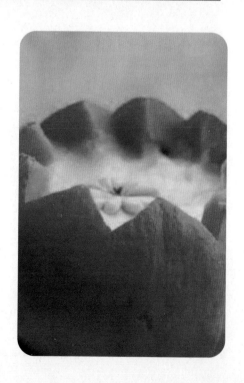

金瓜馅糖汁

薄荷橘皮紫苏饮

材料少 / 制作时间短

材料 / 薄荷15克,橘皮、紫苏各10克。

制法 / 将上药以水煎煮,取药汁。

用法 / 每日1剂,分2次饮用。

功效 / 适用于缓解外感风寒引起的咳嗽气喘。

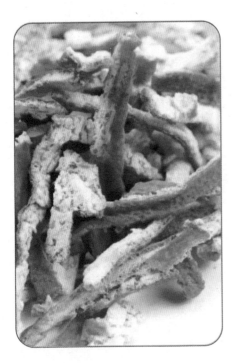

橘皮

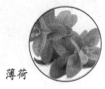

薄荷

露蜂房方

材料少 / 制作时间短

材料 / 露蜂房30克,醋60毫升。

制法 / 露蜂房和醋水煎,滤渣取汁。

用法 / 分2次服。

功效 / 适用于缓解哮喘。

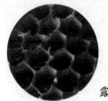

露蜂房

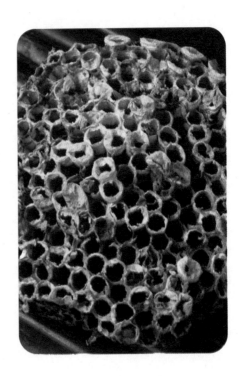

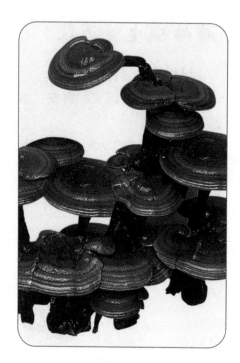

灵芝糖浆

材料少 / 制作时间短

材料 / 灵芝 50 克，黑糖浆 500 毫升。

制法 / 将切碎的灵芝同黑糖浆一起加热烧开，过滤冷却。

用法 / 温开水送服。每日服 3 次，每次 10~15 毫升。

功效 / 益气。适用于缓解单纯性、顽固性哮喘。

灵芝

椒目方

材料少 / 制作时间短

材料 / 椒目适量。

制法 / 椒目研粉，装入胶囊。

用法 / 内服，每次 3 克，每日 3 次。

功效 / 除痰平喘。适用于缓解支气管哮喘，症见呼吸急促、喉中痰鸣、胸闷气短、口渴等。

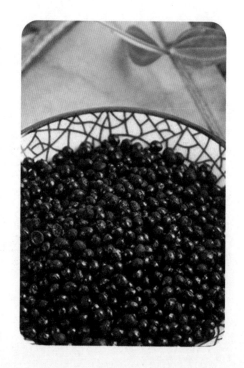

椒目

白芥子凤仙花根方

材料少 / 制作时间短

材料 / 凤仙花根 150 克，白芥子 90 克，轻粉 6 克。

制法 / 将上药共熬成膏状。

用法 / 将膏贴胸椎 1~5 节处，3 小时后可撕下。

功效 / 用于寒性哮喘痰清稀、不发热者。

备注 / 伴有黄痰、发热症状的热喘者忌用。

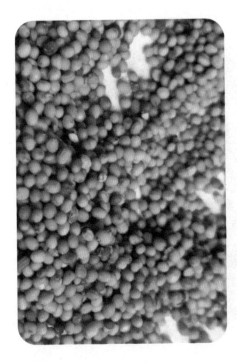

白芥子

化痰平喘方

材料易得 / 制作时间短

材料 / 炙麻黄、杏仁、桂枝、陈皮、半夏、紫苏子各 9 克，炙甘草 6 克。

制法 / 将上药以水煎煮，取药汁。

用法 / 每日 1 剂，分 2 次服用。

功效 / 具有理气降逆、化痰平喘的功效。适用于缓解支气管哮喘症。

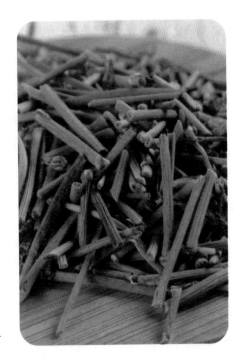

紫苏子　　　　炙麻黄

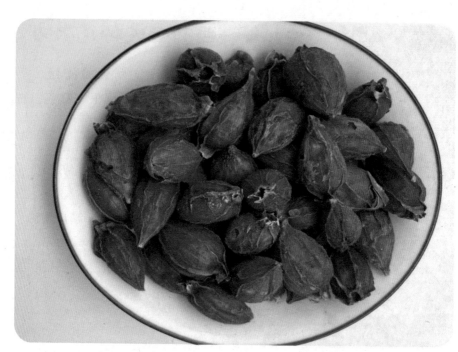

栀子

胡椒杏仁蛋方

材料易得 / 制作时间短

材料 / 胡椒、杏仁、桃仁、糯米、栀子各8粒，鸡蛋1枚（取蛋清）。

制法 / 将胡椒、杏仁、桃仁、糯米、栀子共研末，调入鸡蛋清即可。

用法 / 外用，敷双足涌泉穴（足心），用纱布覆盖，胶布固定，敷至鸡蛋清干为止。每日1剂，连敷3剂为1个疗程。

功效 / 对支气管哮喘有较好的辅助疗效。

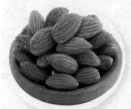

杏仁

支气管炎

症状分析

1. 支气管炎可分为急性支气管炎和慢性支气管炎。

2. 急性支气管炎是由生物、物理、化学刺激或过敏因素引起的支气管黏膜的急性炎症。有鼻塞、打喷嚏、咽痛、咽痒、声音嘶哑、胸闷、气短等症。

3. 慢性支气管炎多伴长期咳嗽（发病持续3个月，连续2年以上），咳时有痰，痰通常呈白色，有泡沫，表现为反复发作。

秘 方

木香麻黄方

材料易得 / 制作时间短

材料 / 木香15克，麻黄12克，胡颓子叶、杏仁、重楼、虎杖、羊蹄根各10克。

制法 / 将上药用水煎煮3次，每次300毫升，合并药液即可。

用法 / 分3次服，每次300毫升，每日1剂。小儿酌减。

功效 / 宣肺止咳、化痰平喘。适用于辅助治疗急、慢性支气管炎引起的咳嗽、痰多等症。

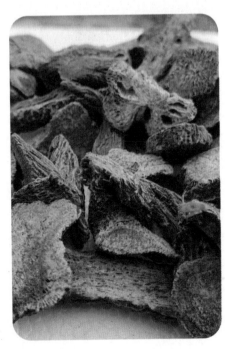

木香

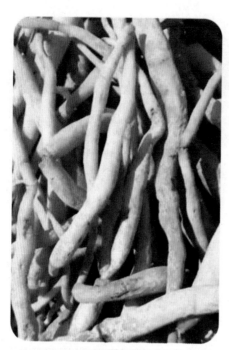

百部

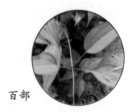

百部

百部方

材料少 / 制作时间短

材料 / 百部20克，白砂糖适量。

制法 / 百部水煎2次，合并药液60毫升，调入白砂糖。

用法 / 每次服20毫升，每日3次。

功效 / 适用于辅助治疗支气管炎。

沙棘葡萄干方

材料易得 / 制作时间短

材料 / 沙棘30克，葡萄干20克，广木香、甘草各15克，栀子10克，冰糖适量。

制法 / 将上药粉碎并研成细粉过筛，混匀。

用法 / 温开水送服，每日3~4次，每次2~4克。

功效 / 具有清热、化痰、止咳、消喘的作用。适用于辅助治疗急慢性气管炎。

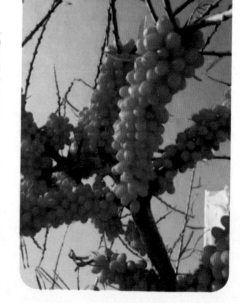

沙棘

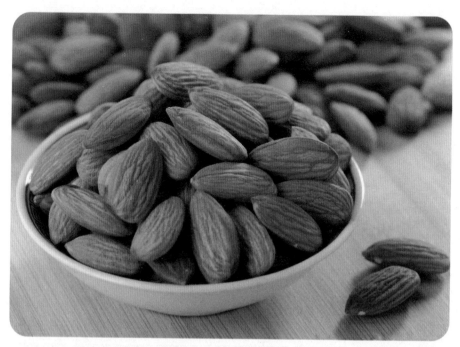

杏仁

杏仁米醋方

材料少 / 制作时间短

材料 / 杏仁、米醋、白砂糖各 500 克。

制法 / 将上药一同放入广口玻璃瓶或搪瓷瓶中,密封,置阴凉通风处,共泡 110 天。

用法 / 每日早上空腹吃 4 粒泡好的杏仁,饮半匙糖醋。

功效 / 适用于辅助治疗慢性支气管炎。

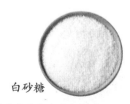

白砂糖

高血压

症状分析

1. 高血压为原发性高血压的简称，以血压增高为主要临床表现。病因分为遗传因素和环境因素。

2. 成人收缩压 ≥ 140 毫米汞柱或伴有舒张压 ≥ 90 毫米汞柱，即可诊断为高血压。

3. 常见症状有头痛、头晕、耳鸣、颈项板紧、心悸等症状。

秘 方

茭白芹菜汤

材料少 / 制作时间短

材料 / 茭白 100 克，芹菜 50 克。

制法 / 将上药用水煎煮，滤渣取汁。

用法 / 每日早、晚各服 1 次。

功效 / 具有降压、润肠、清热的功效。适用于辅助治疗高血压。

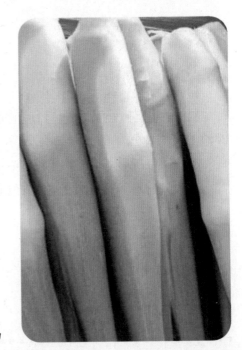

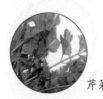
芹菜　　　　　茭白

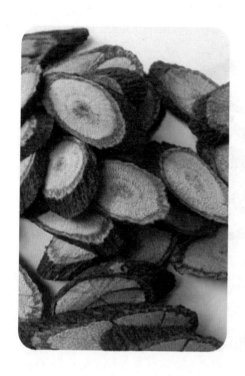

温胆汤

材料易得 / 制作时间短

材料/首乌藤、珍珠母各30克,茯苓15克,竹茹12克,法半夏、陈皮、石菖蒲各9克,甘草、枳实、黄连、炙远志各6克。

制法/将上药以水煎煮,取药汁。

用法/每日1剂,分2次服用。

功效/适用于辅助治疗原发性高血压。

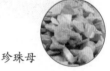

首乌藤　　　　　珍珠母

罗布麻茶

材料少 / 制作时间短

材料/罗布麻叶3~6克。

制法/将罗布麻叶用水过滤,然后加入沸水冲泡5分钟左右即可饮用。或者用纱布袋按照一定量装好罗布麻叶,每次取1袋冲泡,携带更加方便。

用法/代茶饮用,每日1次。

功效/此茶饮能软化血管,对血压有双向调节作用。适用于高血压患者饮用。

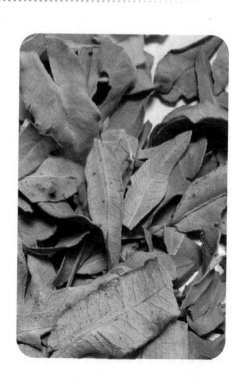

罗布麻叶

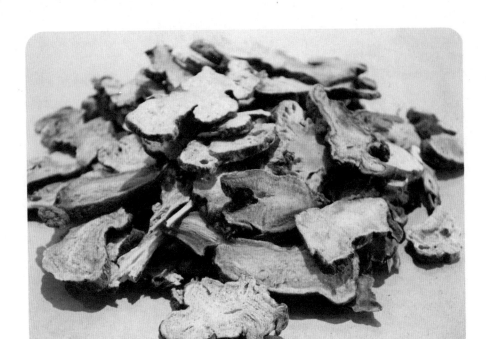

白术

山楂白术茶

材料少 / 制作时间短

材料 / 山楂 25 克，白术 15 克。

制法 / 将山楂、白术一同放入砂锅中，加入适量水，煎沸后续煮 20 分钟左右，滤渣取汁，即可饮用。

用法 / 代茶温饮，每日 1 剂，药渣可再煎服用。

功效 / 适用于胃纳欠佳、面色黄、神疲乏力的高血脂、高血压患者饮用。

山楂

低血压

症状分析

　　1.世界卫生组织对低血压的诊断尚无统一标准，一般认为成年人收缩压下降大于20毫米汞柱或舒张压下降大于10毫米汞柱为低血压。

　　3.主要症状为头晕、头痛、食欲不振、疲劳、脸色苍白、消化不良、晕车船等；严重症状有直立性眩晕、四肢冰冷、心悸、发音含糊、呼吸困难，甚至昏厥等。

秘　方

党参黄芪方

材料易得 / 制作时间短

材料 / 党参、黄芪各12克，法半夏、茯苓、白芍、钩藤各10克，菊花6克，当归3克，生姜3片，大枣3枚。

制法 / 将上药用水煎煮，滤渣，取药汁。

用法 / 内服，每日1剂。

功效 / 适用于辅助治疗老年体位性低血压。

大枣　　　　　党参

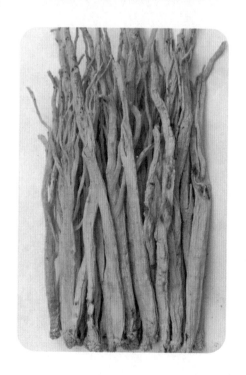

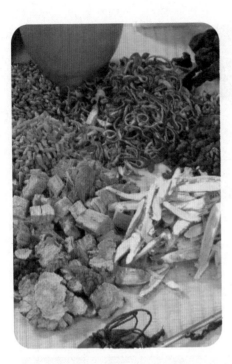

熟地黄山药方

材料易得 / 制作时间短

材料 / 熟地黄24克，山药、山莱萸、菟丝子、鹿角、杜仲各12克，枸杞子、当归各9克，肉桂、制附子各6克。

制法 / 将上药用水煎煮2次，将2次的药液混合即可。

用法 / 温服，每日1剂。

功效 / 滋阴壮阳。适用于辅助治疗原发性、直立性低血压。

熟地黄山药方

生地黄炙甘草方

材料易得 / 制作时间短

材料 / 生地黄30克，炙甘草15克，麦冬、火麻仁各10克，生姜、桂枝各9克，人参、阿胶各6克，大枣6枚。

制法 / 将上药用水煎煮，滤渣，取药汁。

用法 / 每日1剂，早晚分服。

功效 / 助阳化气、养阴生津。适用于辅助治疗慢性、体质性低血压。

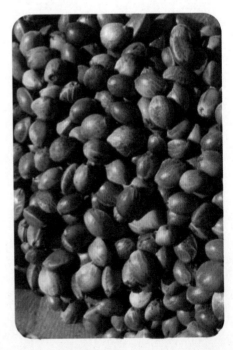

火麻仁

民间实用祖传秘方：彩图版

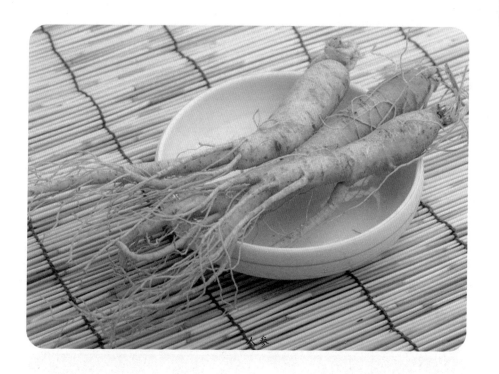

人参

人参莲子汤

材料少 / 制作时间短

材料 / 人参、莲子各 10 克，冰糖 30 克。

制法 / 将人参、莲子分别洗干净，然后放入水中加冰糖煎煮，直至莲肉烂熟。

用法 / 每日 1 剂，连服 3 日。

功效 / 适用于低血压患者。

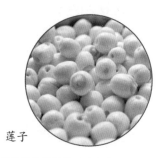

莲子

冠心病

症状分析

1. 冠心病是冠状动脉粥样硬化性心脏病的简称，指冠状动脉粥样硬化使血管腔阻塞导致心肌缺血缺氧而引起的心脏病。

2. 冠心病常表现为心绞痛（胸腔中央发生一种压榨性的疼痛）并可放射至颈、下颌、手臂、后背及胃部。其他可能症状有眩晕、气促、出汗、恶心及昏厥；严重时可能因为心力衰竭而死亡。

秘 方

银杏茶

材料少 / 制作时间短

材料 / 制好的干银杏叶 2~3 片。

制法 / 将银杏叶浸泡在一杯热开水中 10~15 分钟后滤汁即可。

用法 / 代茶饮用，每日 1 次。

功效 / 银杏具有降低血清、胆固醇、扩张冠状动脉的功效。此茶可辅助治疗肺虚咳喘、冠心病之心绞痛、高脂血症等。

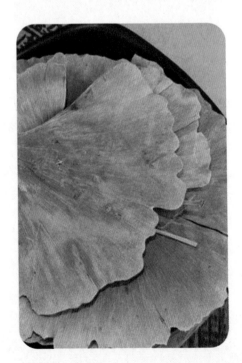

干银杏叶

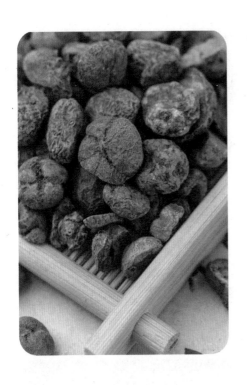

延胡索方

材料少 / 制作时间短

材料 / 延胡索 15 克。

制法 / 延胡索水煎，取汤。

用法 / 内服，每日 1 次。

功效 / 适用于辅助治疗冠心病。

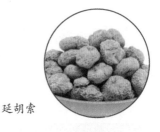

延胡索

山楂益母茶

材料少 / 制作时间短

材料 / 山楂（干品）20 克，益母草 10 克、茶叶 5 克。

制法 / 将上药放入杯内，用沸水冲泡。

用法 / 代茶饮用，每日 2 剂。

功效 / 具有缓解心肌缺血的作用。益母草具有活血调经、利尿消肿、解毒去瘀、益精明目的功效；搭配消食化积、降血压的山楂一起入茶，效果明显。此茶饮可用于治疗心血瘀阻型冠心病。

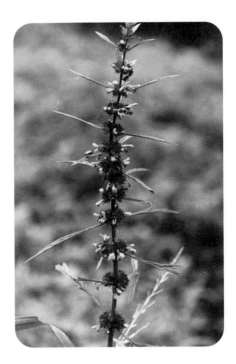

益母草

高脂血症

症状分析

1. 高脂血症是由脂肪代谢或运转异常使血浆出现一种或多种脂质高于正常值的表现。

2. 中医认为，高脂血症主要是由于脾胃功能失调，气血失和，生成痰湿和血瘀导致的。

3. 高脂血症的临床表现有头痛、头晕目眩、四肢麻木、胸部闷痛、气促心悸等。

秘 方

加味乌龙茶

材料易得 / 制作时间短

材料 / 何首乌 30 克，乌龙茶 3 克，冬瓜皮、槐角各 18 克，山楂肉 15 克。

制法 / 将槐角、何首乌、冬瓜皮、山楂肉加清水共煎汤，冲乌龙茶。

用法 / 每日 1 剂，代茶饮，不拘次数。

功效 / 本方可利尿、降血脂。适用于高脂血症患者。

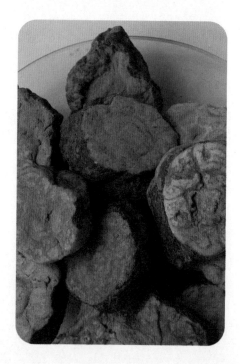

何首乌

二根茶

材料易得 / 制作时间短

材料 / 山楂根、茶树根、菜花、玉米须各 10 克。

制法 / 将山楂根、茶树根碾成粗末，菜花、玉米须切碎，4 味一起水煎。

用法 / 每日 1 剂，代茶饮，不拘次数。

功效 / 本方可降血脂、化浊、利尿、降血糖。

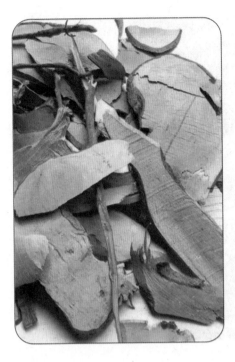

茶树根

山楂荷叶茶

材料易得 / 制作时间短

材料 / 干荷叶 60 克，茶叶 50 克，花生叶 15 克，生山楂、生薏苡仁各 10 克，橘皮 5 克。

制法 / 将上药共研为细末，用沸水冲泡。

用法 / 每日 1 剂，代茶饮，不拘次数。

功效 / 本方具有消食、降血脂的功效。

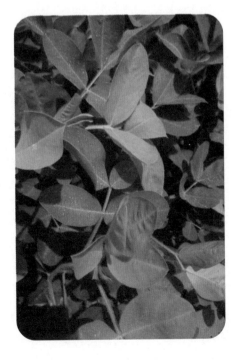

花生叶

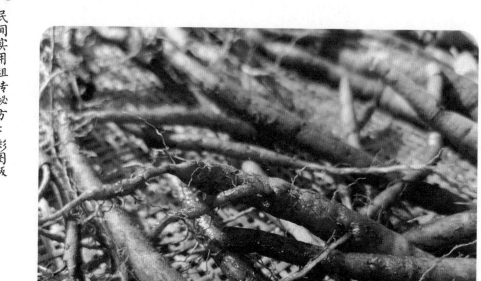

丹参

消脂酒

材料易得／制作时间短

材料／山楂、泽泻、丹参、香菇各30克，白酒500毫升，蜂蜜150克。

制法／将山楂、泽泻、丹参、香菇切成薄片，置容器中，加入白酒，密封，浸泡14日后，过滤去渣，加入蜂蜜调匀即成。

用法／每次服20~30毫升，每日服2次。

功效／健脾益胃，活血消脂。

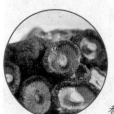

香菇

胃痛

症状分析

1. 胃痛，多为上腹胃脘部近心窝处发生的疼痛。

2. 中医认为，胃痛多由外感寒邪、饮食损伤、脾胃素虚、和情志不畅等病因引发。胃是主要病变脏腑，常与肝、脾等脏器有密切关系。胃痛的主要病机是胃气郁滞。

3. 常伴随症状如打嗝、胀气、呕吐、腹泻、胸闷、烧心、吐酸水等症状。

秘 方

棉花籽汤

材料少 / 制作时间短

材料 / 新棉花籽适量，生姜3片。

制法 / 将棉花籽炒至黄黑色，研磨成细末。将生姜冲泡成汤。

用法 / 每次6克，每日1~2次，用生姜汤送服。

功效 / 温中散寒，消炎止痛。适用于胃寒疼痛患者。

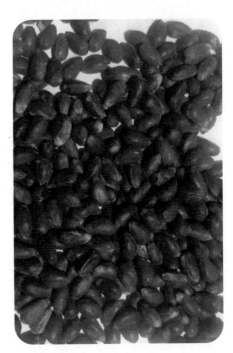

棉花籽

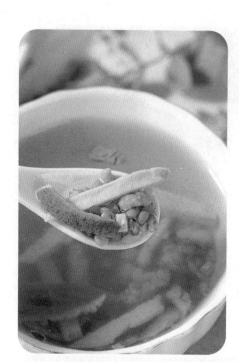

生姜陈皮茶

材料少 / 制作时间短

材料 / 生姜、陈皮各 10 克。

制法 / 将生姜洗净，切片。将陈皮和生姜置于砂锅中，加水适量，煎沸 20 分钟左右，滤渣取汁饮用。

用法 / 代茶温饮，每日 1 剂，药渣可再煎服用。

功效 / 此茶饮具有温中行气、暖胃健脾的功效。

生姜陈皮茶

益阴养胃汤

制作时间短

材料 / 沙参、玉竹、白芍各 15 克，麦冬、生地黄、石斛各 12 克，川子、炙甘草各 10 克，半夏 3 克。

制法 / 将上药以水煎煮，取药汁。

用法 / 每日 1 剂，分 2 次服用。

功效 / 本方可缓解慢性胃炎，症见胃脘疼痛、嘈杂灼热、知饥少纳、口干引饮、舌光剥或少苔或有裂纹、脉细数或弦细；也可用于胃酸缺乏。

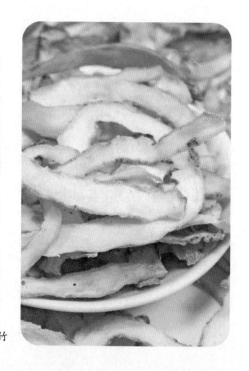

玉竹

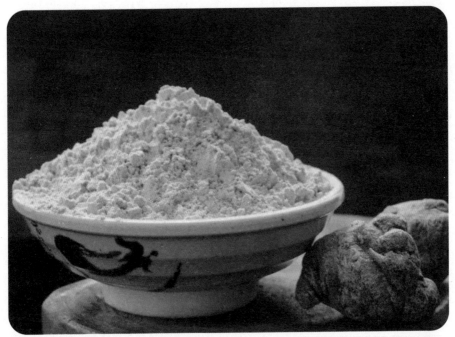

三七粉

三七藕蛋方

材料少 / 制作时间短

材料 / 莲藕汁 30 毫升，三七末 3 克，鸡蛋 2 枚，白砂糖少许。

制法 / 将鸡蛋打散与莲藕汁混合，再加入白砂糖和三七末，煮熟即可。

用法 / 内服，每日 1 次。

功效 / 具有止痛、止血、散寒的功效。

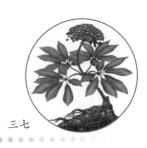

三七

慢性胃炎

症状分析

1. 慢性胃炎可分为慢性浅表性胃炎、慢性糜烂性胃炎和慢性萎缩性胃炎，是由不同病因引起的各种慢性胃黏膜炎性病变。

2. 临床表现为贫血、消瘦、舌炎、腹泻、腹痛、呕血、黑便等。症状常反复，无规律性腹痛，疼痛经常出现于进食过程中或餐后，轻者为间歇性隐痛或钝痛，重者为剧烈绞痛。

秘 方

山药羊乳方

材料少 / 制作时间短

材料 / 山药 50 克，羊乳 500 毫升，白砂糖适量。

制法 / 山药洗净去皮，切块，入锅炒至微黄，研为细末；将羊乳烧沸，加入山药末和白砂糖搅匀即可。

用法 / 每日服 1 次。

功效 / 益气养阴，补肾健脾。适用于缓解慢性胃炎、呃逆反胃。

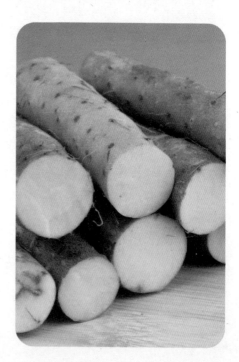

山药

麦芽茶

材料少 / 制作时间短

材料 / 麦芽 10 克，绿茶 3 克。

制法 / 将麦芽用水洗净，过滤后与绿茶一起放入茶杯中，加适量沸水冲泡，泡约 5 分钟即可。

用法 / 代茶饮用，每日 1~2 剂。

功效 / 具有温中补气的功效。适用于辅助治疗肝胃蕴热所致的慢性胃炎。

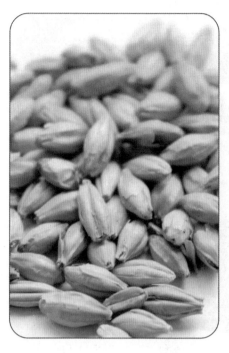
麦芽

绿茶

止呕方

材料易得 / 制作时间短

材料 / 党参、麦芽、焦山楂各 15 克，白芍、白术、茯苓各 12 克，炒枳壳、生姜、半夏、紫苏梗各 10 克，柴胡 9 克，炙甘草 5 克。

制法 / 将上药用水煎煮，滤渣，取汁。

用法 / 内服，每日 1 剂。

功效 / 疏肝健脾。适用于辅助治疗慢性胃炎，中医辨证属肝郁脾虚证。

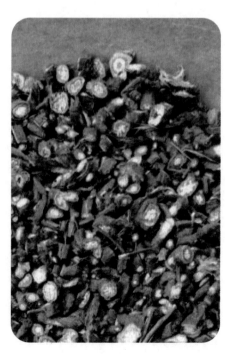
柴胡

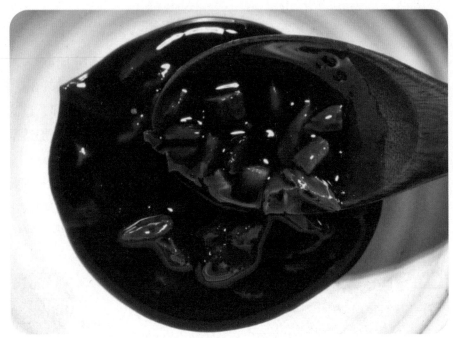

老姜红糖膏

老姜红糖膏

材料少 / 制作时间短

材料 / 老姜、红糖各 60 克。

制法 / 将老姜洗净，捣烂取汁，隔水蒸沸，加入红糖溶化即可。

用法 / 每日 1 剂，分 2 次服用。

功效 / 温中散寒，和胃止痛。适用于缓解胃寒疼痛。

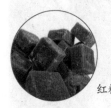

红糖

急性胃肠炎

1. 急性胃肠炎是指胃肠黏膜的急性炎症。

2. 常发于夏秋季，多与饮食不当、暴饮暴食或食入生冷腐馊、秽浊不洁的食品有关；多以细菌或病毒感染为诱因，常见集体发病。

3. 临床表现为恶心、呕吐、腹痛、腹泻、发热等。

秘 方

艾叶生姜茶

材料少 / 制作时间短

材料 / 艾叶9克，生姜2片，红茶6克。

制法 / 艾叶、生姜、红茶一同水煎取汁。

用法 / 内服，每日2~3次。

功效 / 利湿散寒。适用于辅助治疗寒湿型急性胃肠炎，症见暴起上吐下泻、便稀如水、腹痛肠鸣、胁腹胀满、身重肢冷。

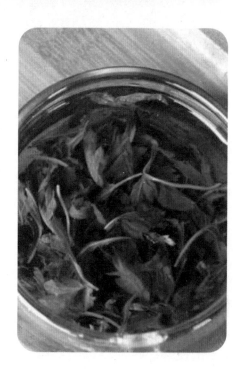

艾叶生姜茶

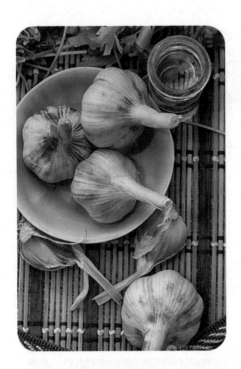

大蒜方

材料少 / 制作时间短

材料 / 大蒜 7 头。

制法 / 大蒜带皮，火烧至皮焦蒜熟后，将皮剥掉。

用法 / 1 次服完。

功效 / 适用于辅助治疗急性胃肠炎。

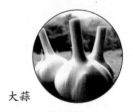

大蒜

橘皮蜂蜜

材料少 / 制作时间短

材料 / 橘皮 30 克，蜂蜜适量。

制法 / 橘皮洗净切碎，加入适量蜂蜜，文火炖煮 20 分钟。

用法 / 饮汤，食橘皮。

功效 / 适用于辅助治疗急性胃肠炎。

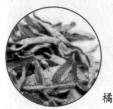

橘皮

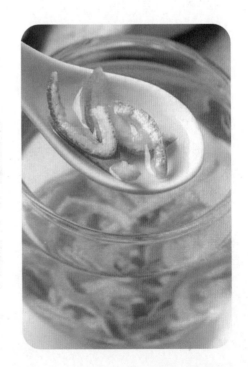

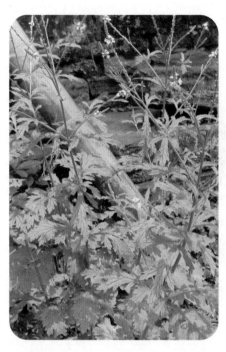

双草煎

材料少 / 制作时间短

材料 / 鲜马鞭草、鲜鱼腥草各适量。

制法 / 鲜马鞭草、鲜鱼腥草捣烂，加凉开水适量，搅匀后，绞取药汁即可。

用法 / 内服，每日 2 次。

功效 / 适用于辅助治疗急性胃肠炎。

鲜马鞭草　　　鲜鱼腥草

枫叶方

材料少 / 制作时间短

材料 / 枫叶适量。

制法 / 枫叶水煎取汁。

用法 / 每次服 50~100 毫升，每日 1 次。

功效 / 适用于辅助治疗急性胃肠炎。

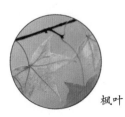

枫叶

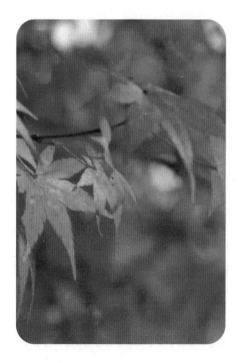

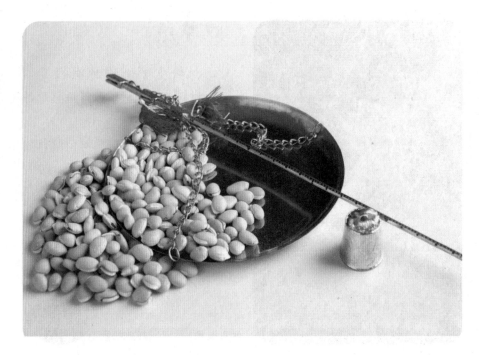

白扁豆方

材料少 / 制作时间短

材料 / 白扁豆 50 克。

制法 / 白扁豆煮汁。

用法 / 以温水送服，每日 2 次。

功效 / 适用于缓解急性肠胃炎、呕吐不止。

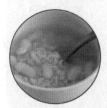

白扁豆

消化不良

症状分析

1. 即一组消化吸收障碍性疾病的综合表现。

2. 多因饮食没有节制或进食生冷、油腻、不洁之物，使食物不易被消化吸收所致。

3. 主要症状为食欲不振、腹胀、腹痛、嗳气、恶心、呕吐、泛酸等。

秘 方

蜂蜜柚子茶

材料少 / 制作时间短

材料 / 柚子1个，冰糖少许，蜂蜜适量。

制法 / 柚子用温水泡5分钟，果皮切成细丝；果肉去子，用搅拌机打成泥。将柚子皮和果肉泥入锅，加适量水和冰糖，用文火熬30分钟至黏稠。晾至温热时加蜂蜜调匀，装入容器中密封，放置10日左右。

用法 / 每次用温热水冲饮。

功效 / 有效改善消化不良。

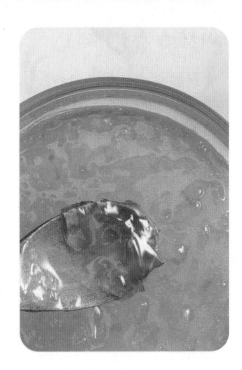

蜂蜜柚子茶

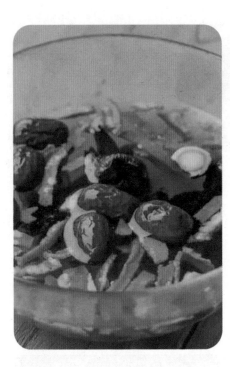

大枣橘皮方

材料少 / 制作时间短

材料 / 大枣 10 枚，鲜橘皮 10 克（或干橘皮 3 克）。

制法 / 将大枣炒焦，与鲜橘皮同放入保温杯内，以沸水冲泡，温浸 10 分钟。

用法 / 饭前代茶频饮，不拘用量。

功效 / 能够有效缓解食欲不振。

大枣橘皮方

山桂香参汤

材料少 / 制作时间短

材料 / 山桂 100 克，广木香、沙参各 50 克，决明子 20 克。

制法 / 将上药以水煎煮，取药汁。

用法 / 每日 1 剂，代茶饮。

功效 / 适用于缓解消化不良。

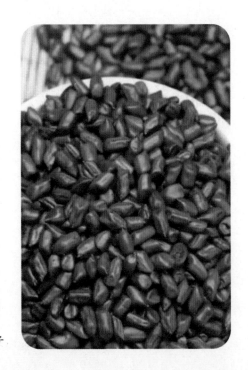

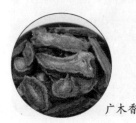

广木香　　　决明子

胆囊炎

症状分析

1. 胆囊炎分急性胆囊炎和慢性胆囊炎，是由细菌性感染或化学性刺激（胆汁成分改变）引起的胆囊病变，为胆囊的常见病。

2. 急性胆囊炎的症状为右上腹持续性疼痛，常伴发热、恶心呕吐；少见寒战，黄疸轻。慢性胆囊炎的症状为胆源性消化不良，上腹部闷胀、嗳气、胃部灼热等。

秘 方

归芍螺肉汤

材料易得 / 制作时间短

材料 / 当归 20 克，赤芍 15 克，橘皮 10 克，田螺（取肉）150 克，绍兴酒、姜片、盐、味精、芝麻油各适量。

制法 / 赤芍、橘皮、螺肉分别洗净，水煎 2 次，每次用水 250 毫升，煎半小时，将 2 次药汁混合，去渣，然后放入剩余材料，继续煮至熟透。

用法 / 分 2 次趁热食螺肉，喝汤。

功效 / 适用于缓解慢性胆囊炎之胃脘疼痛。

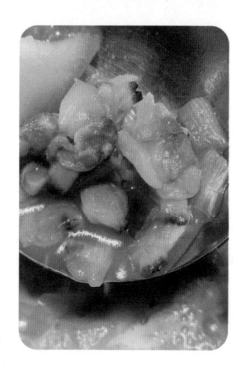

归芍螺肉汤

民间实用祖传秘方：彩图版

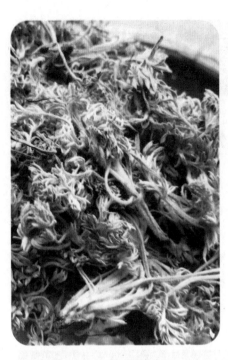

败酱草方

材料少 / 制作时间短

材料 / 败酱草、茵陈、金钱草各30克，白砂糖适量。

制法 / 将上药加水煎煮至1000毫升加入白砂糖拌匀。

用法 / 代茶温服。

功效 / 清热解毒、消炎利胆。适用于辅助治疗慢性胆囊炎。

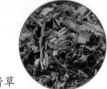

茵陈　　　　败酱草

地黄柴汤

材料易得 / 制作时间短

材料 / 山栀子、泽泻各9克，生地黄、柴胡、车前子、龙胆草、甘草、川木通各6克，当归3克。

制法 / 将上药一起加水煎煮2次，分别去渣留汁。

用法 / 将2次药汁混合后分成2份，早、晚饭后30分钟各服用1次。

功效 / 清热祛湿，疏肝消炎。

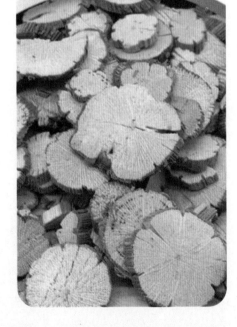

川木通

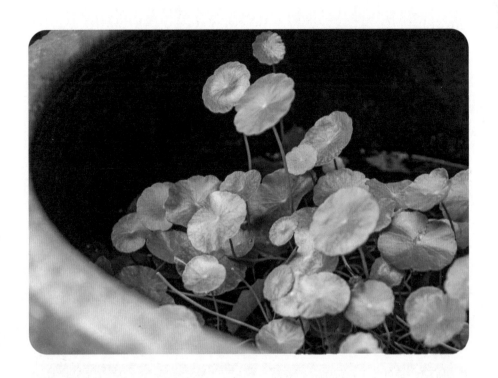

金钱草茶

材料少 / 制作时间短

材料 / 金钱草 100 克。

制法 / 将金钱草煮水。

用法 / 代茶饮用，每日 1 剂。

功效 / 利胆排石、清热化湿。适用于辅助治疗急性胆囊炎。

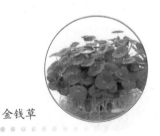

金钱草

肝炎

症状分析

1. 肝炎分急性肝炎和慢性肝炎，是肝脏的炎症。病因可能不同，最常见的是病毒引起的。此外，还有自身免疫造成的，酗酒也可以导致肝炎。

2. 主要症状为食欲减退，消化功能差，没有饥饿感，进食后腹胀，厌吃油腻食物，如果进食便会引起恶心、呕吐，活动后易感疲倦。

秘 方

糯米草汤

材料少 / 制作时间短

材料 / 糯米草 60 克。

制法 / 将上药加适量水煎煮，滤渣取汁。

用法 / 每日 1 剂，分 2 次服用。

功效 / 润肺益胃、利尿。适用于辅助治疗黄疸型及无黄疸型肝炎。

糯米草

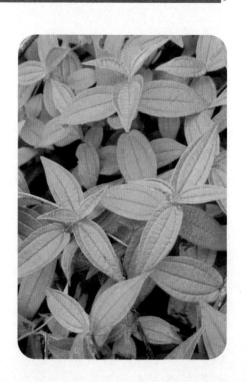

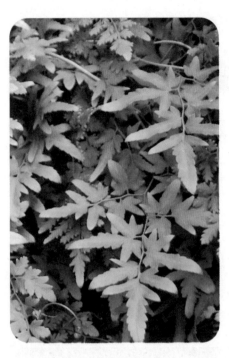

凤尾草方

材料少 / 制作时间短

材料 / 凤尾草 50 克,白砂糖适量。

制法 / 凤尾草水煎,加白砂糖调匀即可。

用法 / 每日 2 次。连服 5~7日为 1 个疗程

功效 / 适用于辅助治疗急性病毒性肝炎。

凤尾草

珍珠草猪肝汤

材料少 / 制作时间短

材料 / 猪肝 100 克,干珍珠草 30 克。

制法 / 将上药加水煮汤,调味。

用法 / 吃猪肝喝汤,每日 1 剂,连服 5~7 剂。

功效 / 具有平肝清热,利水解毒的功效。适用于急性传染性肝炎患者。

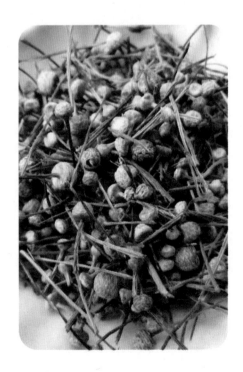

干珍珠草

脂肪肝

症状分析

1. 脂肪肝是一种由于各种原因引起的肝细胞内脂肪堆积过多的肝脏病变。

2. 轻度脂肪肝多无临床症状，患者仅有疲乏感，且多数患者身材较胖。中、重度脂肪肝有类似慢性肝炎的症状，如食欲不振、疲倦乏力、恶心、呕吐、肝区或右上腹隐痛等。

3. 脂肪肝患者常有舌炎、口角炎、皮肤瘀斑、四肢麻木、四肢感觉异常等末梢神经炎的改变。

秘 方

丹黄健脾保肝汤

材料易得 / 制作时间短

材料 / 牡丹皮、黄连15克，黄精、党参、白术、白芍、法半夏、柴胡各10克，炙甘草、郁金、陈皮、木香各6克，茯苓5克。

制法 / 将上药以水煎煮，取药汁。

用法 / 每日1剂，分2次服用。

功效 / 适用于辅助治疗脂肪肝。

炙甘草

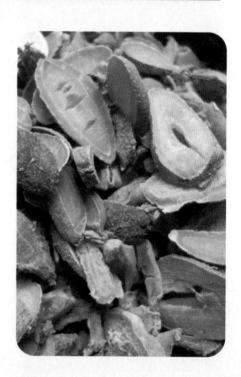

郁金

消脂汤

材料易得 / 制作时间短

材料 / 泽泻、决明子、丹参各30克，桑寄生、何首乌、巴戟天各12克，象贝母、白芥子、赤芍各15克，枳壳、郁金各9克。

制法 / 将上药以水煎煮，取药汁。

用法 / 每日1剂，1个月为1个疗程。

功效 / 适用于辅助治疗脂肪肝。

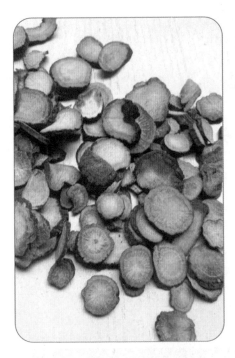

赤芍

金钱草砂仁鱼

材料少 / 制作时间短

材料 / 金钱草、车前草各60克，砂仁10克，鲤鱼1条，盐、生姜各适量。

制法 / 将鲤鱼去鳞、鳃及内脏，同金钱草、车前草、砂仁加水同煮，鱼熟后加盐、生姜调味。

用法 / 佐餐食用。

功效 / 有养阴润燥、去脂、降压的功效。

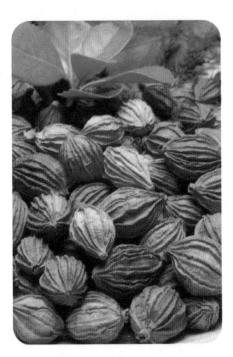

砂仁

肾炎

症状分析

1. 肾炎指的是肾脏发生的炎症，多由细菌感染引起，一般伴下尿路炎症。

2. 临床表现为高热、寒战、全身疼痛，热退时可发大汗等。

3. 泌尿系统症状表现为腰痛，疼痛的程度不一，少数有腹部绞痛，常有尿频、尿急、尿痛等膀胱刺激症状。

秘 方

牙痛草方

材料少 / 制作时间短

材料 / 牙痛草 16 克。

制法 / 将牙痛草用水煎煮，滤渣，取汁。

用法 / 内服，每日 3 次。

功效 / 适用于辅助治疗急性肾炎。

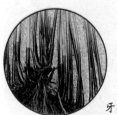

牙痛草

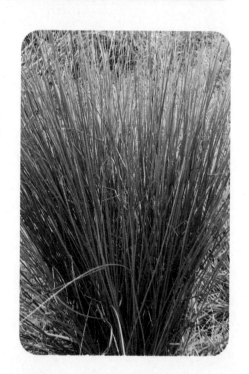

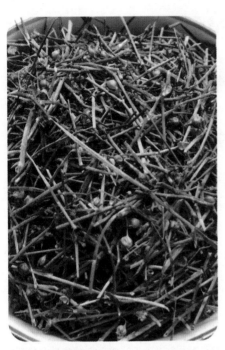

五草一根汤

材料易得 / 制作时间短

材料 / 白茅根15克，鲜车前草10克，鱼腥草10克，白花蛇舌草10克，金钱草10克，甘草8克。

制法 / 将上药用水煎煮，滤渣，取汤汁。

用法 / 每日1剂，分2次口服。

功效 / 清利湿热，解毒消肿。

白花蛇舌草　　　鲜车前草

龙葵汤

材料少 / 制作时间短

材料 / 龙葵500克，白砂糖90克。

制法 / 龙葵晒干，用水煎煮取汁，然后再将渣水煎取汁。最后将2次所取的汁合并过滤，浓缩，趁热加白砂糖90克溶解搅匀。

用法 / 每次服100毫升，每日3次。

功效 / 适用于辅助治疗肾盂肾炎。

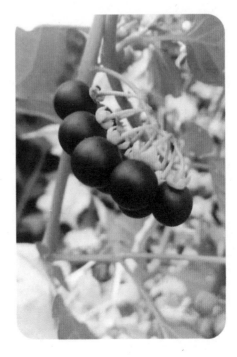

龙葵

泌尿系结石

症状分析

1. 泌尿系结石是泌尿系统各部位结石病的总称，又称尿石症、尿路结石，是常见的泌尿外科疾病之一。

2. 中医认为，本病的湿热蓄积下焦和气火郁于下焦是病发的主要原因。

3. 因结石所在部位不同而异，临床表现可有剧烈腰痛、血尿、排尿困难、排尿疼痛等。

秘 方

石韦方

材料少 / 制作时间短

材料 / 石韦 30 克。

制法 / 将石韦加适量水煎沸 15 分钟后，滤出药液，再加适量水放 20 分钟，去渣，2 次药液兑匀即可。

用法 / 分服，每日 1~2 剂。

功效 / 适用于辅助治疗泌尿系结石。

石韦

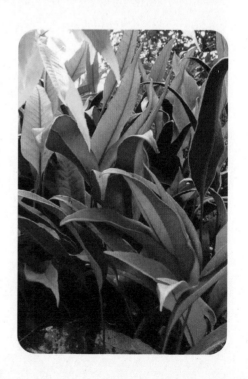

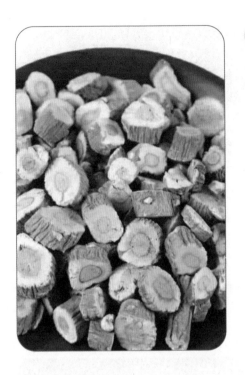

板蓝根方

材料少 / 制作时间短

材料 / 板蓝根 80 克。

制法 / 板蓝根以水煎煮，滤渣，取汁。

用法 / 顿服，1 周为 1 个疗程。

功效 / 适用于辅助治疗泌尿系结石。

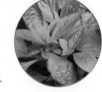

板蓝根

白茅根滑石粉方

材料易得 / 制作时间短

材料 / 白茅根 45 克，滑石粉 30 克，茯苓、延胡索各 15 克，炒白术、萆薢、木通各 10 克，甘草、干姜各 6 克。

制法 / 将上药水煎 2 次，取汁混合。

用法 / 每日 1 剂，早、晚餐前服。

功效 / 适用于辅助治疗泌尿系结石。

木通　　　　延胡索

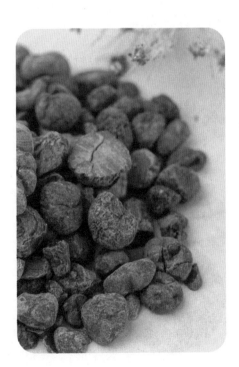

糖尿病

症状分析

1. 糖尿病的致病因素多样，是由胰岛功能减退等而引发的糖、蛋白质、脂肪、水和电解质等一系列代谢紊乱综合征。

2. 临床上以高血糖为主要特点。糖尿病发病的症状有很多，主要表现为"三多一少"，即多尿、多饮、多食和体重减轻，还可伴有疲乏、倦怠，因抵抗力降低而易感染。

秘　方

沙苑子方

材料少 / 制作时间短

材料 / 沙苑子15克。

制法 / 沙苑子水煎。

用法 / 晚饭后服，每日1剂。

功效 / 适用于辅助治疗糖尿病。

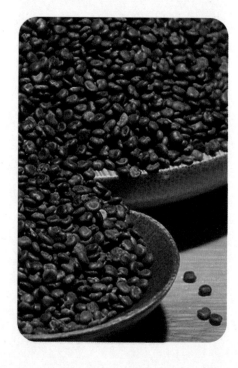

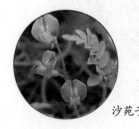

沙苑子

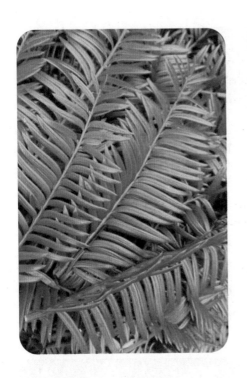

紫杉叶茶

材料少 / 制作时间短

材料 / 紫杉叶适量。

制法 / 紫杉叶晒干后水煎。

用法 / 每次2~3克，每日3次，代茶饮。

功效 / 适用于辅助治疗糖尿病。

紫杉叶

玉竹蜜膏

材料少 / 制作时间短

材料 / 玉竹、蜂蜜各20克。

制法 / 玉竹水煎取汁，加蜂蜜浓缩成膏。

用法 / 每次9克，每日2次。

功效 / 适用于辅助治疗糖尿病导致的神经衰弱等症状。

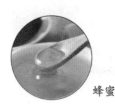

蜂蜜

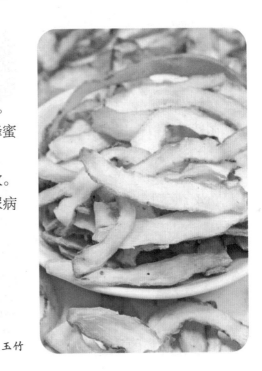

玉竹

痛风

症状分析

　　1. 痛风属于关节炎的一种，是一种因嘌呤代谢障碍导致尿酸累积而引起的疾病。

　　2. 发作部位多为拇趾关节、踝关节、膝关节等。长期痛风患者有发作于手指关节、耳郭含软组织部分的病例。急性痛风发作会使相关部位出现红、肿、热、剧烈疼痛，一般多在子夜发作，可使人从睡眠中痛醒。痛风初期，多发作于下肢的关节。

秘　方

滑石方

材料少 / 制作时间短

材料 / 滑石 40 克。

制法 / 将滑石用布包，加水 500 毫升，浸泡 30 分钟后煮沸调匀。

用法 / 代茶饮，每日 1 剂。

功效 / 适用于辅助治疗痛风。

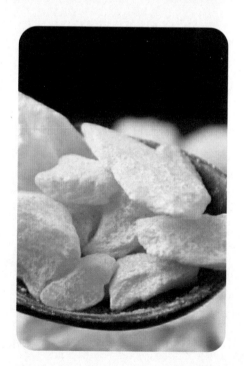

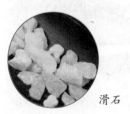
滑石

雷公藤根叶

材料少 / 制作时间短

材料 / 雷公藤的根和叶适量。

制法 / 将雷公藤的根和叶捣烂。

用法 / 敷于痛处，半小时以后将药取下。

功效 / 对以关节疼痛为主症的痛风患者有效。

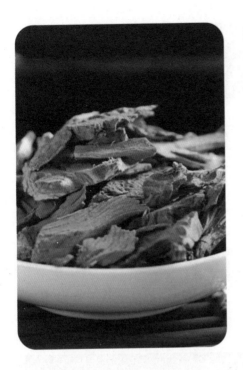

雷公英

蒲公英粳米粥

材料少 / 制作时间短

材料 / 鲜蒲公英 30 克，粳米 50 克，冰糖 2~3 块。

制法 / 鲜蒲公英连根洗净切细，用水煎取浓汁 200 毫升，加入粳米煮粥，用冰糖调味。

用法 / 每日 2 次温服，3~5 日为 1 个疗程。

功效 / 清热解毒。适用于辅助治疗湿热雍遏型痛风。

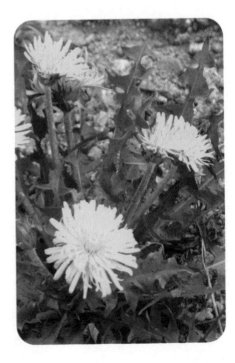

蒲公英

头疼

症状分析

1. 头痛通常指的是头颅上半部包括眉弓、耳郭上缘和枕外隆突连线以上部位的疼痛。

2. 头痛是常见的一种临床症状。中医将之分为外感与内伤两类。外感型主要为风寒头痛和风湿头痛；内伤型为肾虚头痛、肝火头痛、痰厥头痛、气血不足头痛等。

3. 主要症状可有头痛恶寒、鼻塞流涕、口渴咽痛、胸闷困倦、头晕目眩、饮食无味等。

秘 方

刀豆根方

材料少 / 制作时间短

材料 / 刀豆根 15 克。

制法 / 刀豆根用酒煎。

用法 / 内服，每日 1 次。

功效 / 适用于辅助治疗头风（经久难愈之头痛）。

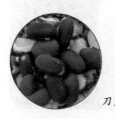

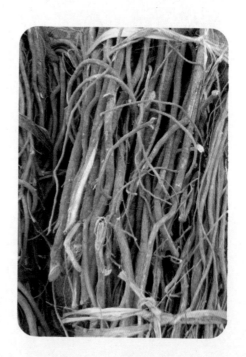

刀豆　　　刀豆根

止痛汤

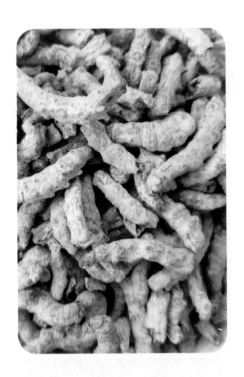

材料易得 / 制作时间短

材料 / 川芎、天麻、炒僵蚕、羌活各10克，细辛3克，陈皮6克，全蝎4只（微炒去毒），生姜3片，黄酒1杯。

制法 / 将上药用水煎煮，滤渣取汁。

用法 / 每日1次。

功效 / 祛风止痛。适用于各种原因引起的剧烈头痛，可随症加减。

炒僵蚕

向日葵盘饮

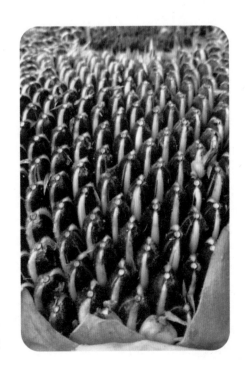

材料少 / 制作时间短

材料 / 向日葵盘（干品）60克。

制法 / 向日葵盘捣烂，加水500毫升，用文火煎至150毫升。

用法 / 代茶饮，分2次服完。

功效 / 适用于辅助治疗偏头痛。

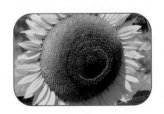

向日葵盘

便秘

1.临床上将排便次数减少、粪便量减少、粪便干结、排便费力等病理现象，称为便秘。

2.常见症状是排便次数明显减少，2~3日或更长时间排便一次，无规律，粪质干硬，常伴有排便困难的现象。

秘 方

芒硝粥

材料少 / 制作时间短

材料 / 芒硝5克，粳米100克，白砂糖3大匙。

制法 / 将粳米洗净放入锅中，加入清水适量，煮为稀粥，待粥熟时，加入芒硝、白砂糖，再煮1~2沸即可。

用法 / 每日服食1次，3日为1个疗程。

功效 / 清热泻火，软坚散结。适用于辅助治疗大便秘结、胁腹胀满等症。

芒硝

龙眼桑椹方

材料少 / 制作时间短

材料 / 龙眼肉、桑椹各50克，当归30克，枸杞子10克，蜂蜜适量。

制法 / 将上药除蜂蜜外的全部材料用水煎煮，再加入蜂蜜，熬汁收膏，装瓶备用。

用法 / 早晚各服10毫升。

功效 / 适用于老年人因脾虚气血不足引起的便秘。

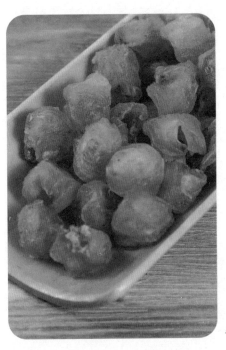

龙眼肉

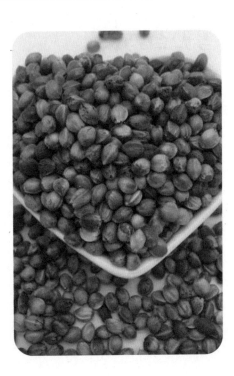

桑椹

当归川芎地黄汤

材料易得 / 制作时间短

材料 / 火麻仁20克（冲），山药、黄精各15克，当归、地黄、炙首乌各12克，川芎、白芍各10克，檀香7克。

制法 / 将上药以水煎煮，取药汁。

用法 / 每日1剂，分早、晚2次服用。

功效 / 适用于辅助治疗血虚便秘。

火麻仁

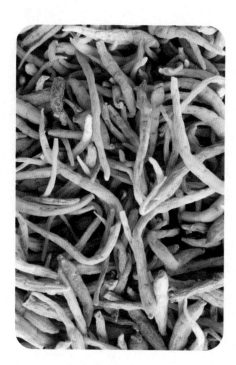

太子参

参芪陈蜜茶

材料易得 / 制作时间短

材料 / 太子参、黄芪各 20 克，花茶 6 克，陈皮 5 克，蜂蜜适量。

制法 / 将太子参、黄芪、陈皮一起洗净，然后加水约 500 毫升，煮沸 20 分钟。滤渣取沸汤冲泡花茶，最后根据个人口味调入蜂蜜饮用。

用法 / 不拘时温饮。

功效 / 此茶饮可健脾益气、润肠通便，经常饮用可缓解便秘。

当归白芍饮

材料易得 / 制作时间短

材料 / 当归 60 克，火麻仁 30 克，黑芝麻 24 克，郁李仁、肉苁蓉各 15 克，白芍 9 克，甘草 6 克，蜂蜜适量。

制法 / 将上药以水煎煮，取药汁。

用法 / 冲蜂蜜 60 克，随服。

功效 / 对年老或久病津液短少所致的便秘有较好疗效。

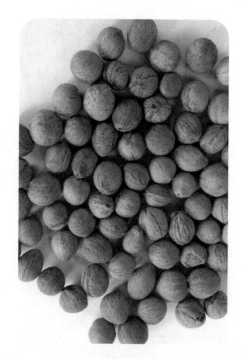

郁李仁

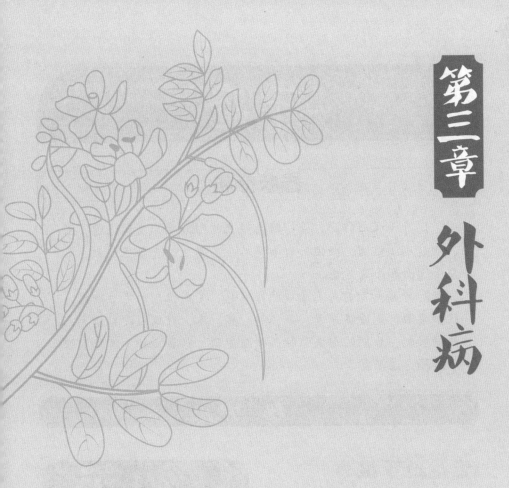

第三章

外科病

生活中，我们经常会遇到一些外科的小伤小痛，这些伤病多半在家就能得到很好的护理和疗愈。本章秘方针对一些外科常见的伤病病症，教你通过自学的方式保护自己及家人的健康，让生活更美好。

疔疮

症状分析

1. 疔疮又叫作疔，是一种急性化脓性疾病，发病迅速，因其初起形小根深，坚硬如钉而得名，易恶化、危险性较大。多发于颜面和手足等处。

2. 疔疮初期起为毛囊口脓疱隆起，呈圆锥形的炎性硬结，状如粟粒，色或黄或紫，红、肿、热、痛，数日内硬结增大，疼痛加剧；后期因形成脓肿而硬结变软，疼痛减轻，溃脓后脓腔塌陷，逐渐愈合。

秘 方

紫花地丁根方

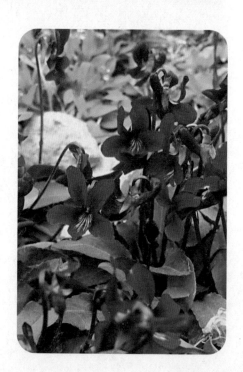

材料少 / 制作时间短

材料 / 紫花地丁根适量，红糖少许。

制法 / 将紫花地丁根、红糖一起捣烂。

用法 / 敷于患处。

功效 / 适用于疔疮初起。

紫花地丁

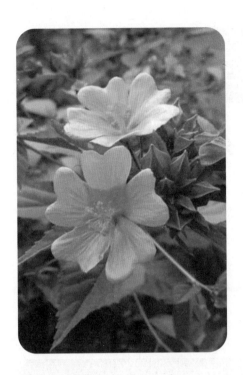

鲜黄花稔

鲜黄花稔叶方

材料少 / 制作时间短

材料 / 鲜黄花稔叶 1 大把，红糖或蜂蜜少许。

制法 / 先将鲜黄花稔叶捣烂，然后加红糖或蜂蜜调匀。

用法 / 涂于患处，每日用药 3~4 次。

功效 / 适用于缓解颜面疔疮。

苍耳子方

材料少 / 制作时间短

材料 / 苍耳子适量。

制法 / 将苍耳子放入油中备用。

用法 / 用时将苍耳子捣烂敷于患处，或直接将苍耳子塞入疔疮中央，用纱布包贴，每日揭开纱布，清除脓液。

功效 / 适用于缓解疔疮。

苍耳子

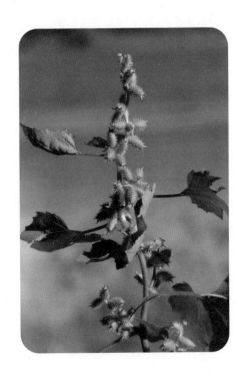

类风湿性关节炎

症状分析

1. 类风湿性关节炎指的是关节滑膜及其周围的组织发炎，并且关节本身充满渗出液和白细胞的病症。

2. 发病初期会出现低热，乏力，食欲不振，体重减轻，关节僵硬、红肿等症状，并伴有疼痛感和指端动脉痉挛；偶见皮下结节现象出现。后期关节肿胀减轻，但发展为不规则形状，并伴有明显的贫血症状。

秘 方

川乌粥

材料少 / 制作时间短

材料 / 川乌3克，生姜汁10滴，粳米30克，蜂蜜适量。

制法 / 先将川乌研末；粳米入锅煮沸，加入川乌末，用文火煮2~3小时，调入生姜汁和蜂蜜，搅匀，再次煮沸即可。

用法 / 佐餐食用。

功效 / 适用于辅助治疗类风湿性关节炎。

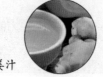

生姜汁

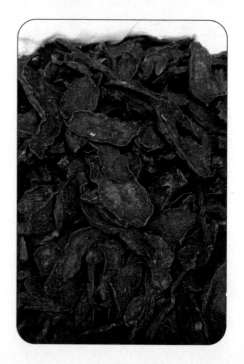

川乌

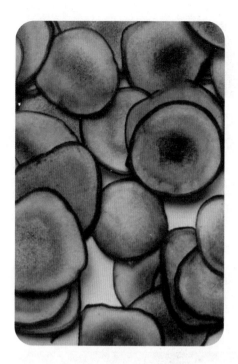

鹿茸

三经散寒通络方

材料易得 / 制作时间短

材料 / 白芍20克,党参、桂枝、桑枝各12克,麻黄10克,穿山甲(药店售卖品)、炙乳香各6克,鹿茸5克。

制法 / 将上药用水煎煮,取药汁。

用法 / 每2日服用1剂。

功效 / 补气养血,散寒通络,强筋壮骨。适用于辅助治疗类风湿性关节畸形。

淫羊槿地精汤

材料易得 / 制作时间短

材料 / 黄柏50克,淫羊蕾、巴戟天、熟地黄、枸杞、党参、山药、山荣英、黄精、峻龙牡、天花粉、黄连各9克。

制法 / 将上药以水煎煮,取药汁。

用法 / 每日1剂,分2次服用。

功效 / 温补肾阳,益气养阴,清热除湿。对类风湿性关节炎有一定的缓解作用。

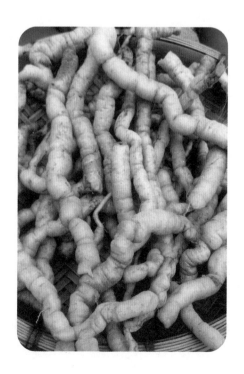

巴戟天

风湿性关节炎

症状分析

1. 风湿性关节炎指的是与溶血性链球菌感染有关的变态反应性疾病。中医认为它是风湿热的主要表现之一，多见于成人。这种病好发于冬、春两季，多发于女性。

2. 临床以双膝关节和双肘关节为主的关节疼痛、酸楚、麻木、重着、活动障碍等为主要症状，常因气候变化、寒冷刺激、劳累过度等而发作。发作时患部疼痛剧烈，有灼热感或自觉烧灼而扪之不热。

秘 方

附子白术汤

材料易得 / 制作时间短

材料 / 附子3枚（炮），白术120克，生姜60克，炙甘草30克，大枣12枚。

制法 / 将上药以水煎煮，取药汁。

用法 / 每日1剂，分2次服用。

功效 / 祛风湿，温经络，止疼痛。适用于辅助治疗风湿性关节炎，症见不能自转侧。

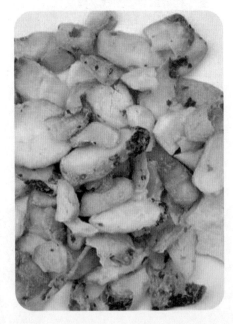

附子

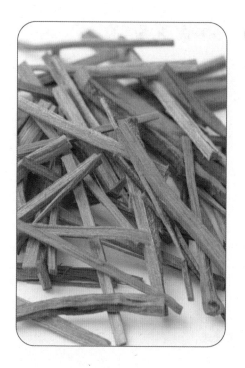

苏木土鳖虫汤

材料少 / 制作时间短

材料 / 苏木30克，寻骨风20克，土鳖虫12克，大戟6克。

制法 / 将上药加适量水煎煮。

用法 / 熏洗患处。每日1~2次

功效 / 具有祛风、活血、止痛的作用。适用于风湿性关节炎。

备注 / 大戟食用有毒，不可过量内服。

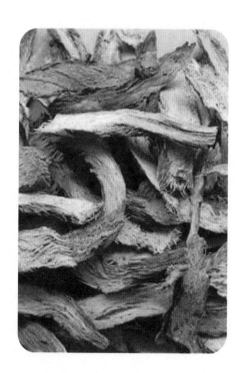

苏木　　　　土鳖虫

复方透骨草汤

材料少 / 制作时间短

材料 / 追地风、透骨草、千年健各30克。

制法 / 将上药加水适量熬煮。

用法 / 熏洗患处，每日2次。

功效 / 除风止痛。对风湿性关节炎有一定的疗效。

追地风　　　　千年健

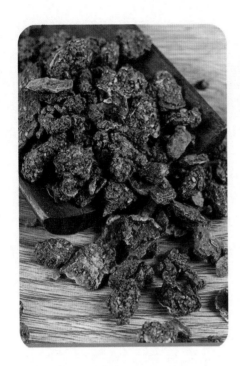

加味通瘦汤

材料少 / 制作时间短

材料 / 当归20克，制川乌、炙没药、皂角刺、炙甘草各10克。

制法 / 将上药以水煎煮，取药汁。

用法 / 每日1剂，分2次服用。

功效 / 温经祛寒，活络通痹。适用于辅助治疗风寒湿痹性骨关节炎。

炙没药

艾叶红花汤

材料少 / 制作时间短

材料 / 透骨草30克，艾叶、红花各9克，花椒6克。

制法 / 将上药加适量水煎煮。

用法 / 熏洗患处，每日1~2次。

功效 / 具有活血通络、疏风止痛的作用。适用于辅助治疗风湿性关节炎。

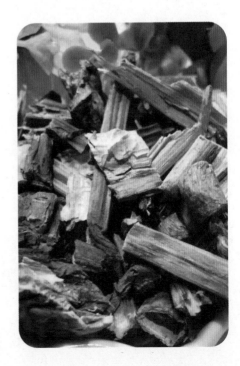

艾叶

透骨草

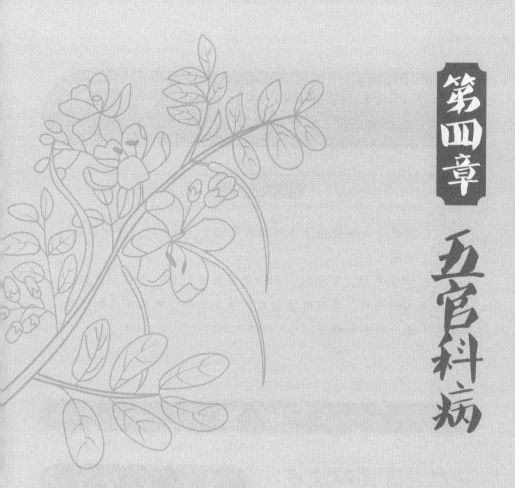

第四章 五官科病

　　"五官"指的是耳、喉、眼、鼻、口，是非常重要的人体器官，它们的病痛对人的日常生活影响极大。本章收录了五官科常见病症的对症秘方，让人们在生活中轻松应对五官的小问题，通过秘方的调养，摆脱病痛烦恼。

沙眼

症状分析

1. 沙眼是一种慢性传染性结膜角膜炎，由沙眼衣原体引起，是致盲眼病之一。

2. 沙眼早期没有症状，部分患者出现刺痒、干涩、畏光、见风流泪的症状，晨起时眼角有少量分泌物；夜间常感到眼睛疲惫不适、睁不开眼等。

秘 方

二矾黄连木贼洗方

材料少 / 制作时间短

材料 / 明矾、胆矾、黄连各3克，木贼10克。

制法 / 将上药加水煎煮，去渣备用。

用法 / 熏洗患眼，每晚1次，1剂可连用7日；再次使用前要加热煮沸，如果患者感觉刺激性强，可酌情加适量开水再用。

功效 / 对沙眼有一定的疗效。

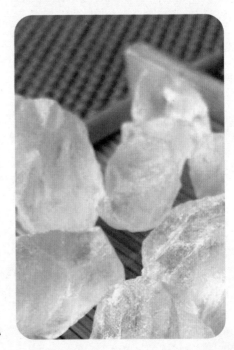

明矾

桑叶玄明粉方

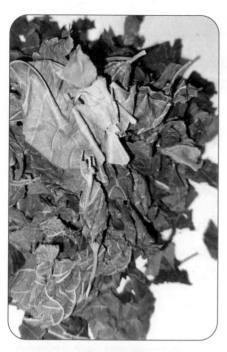

材料少 / 制作时间短

材料 / 桑叶 15 克，玄明粉 10 克。

制法 / 将上药加水煎煮 5 分钟，去渣取汁，备用。

用法 / 温洗患眼，每日 2 次。

功效 / 疏风清热，清肝明目。适用于辅助治疗浸润进行期沙眼。

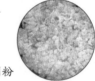

桑叶　　　　　　　玄明粉

除风清脾饮

材料易得 / 制作时间短

材料 / 玄明粉（冲服）12 克，陈皮、连翘、黄连、玄参、大黄、桔梗、生地黄、知母、黄连各 10 克，防风 8 克，荆芥 6 克。

制法 / 将上药以水煎煮，取药汁。

用法 / 每日 1 剂，分 2 次服用。

功效 / 祛风清脾，祛湿。适用于辅助治疗沙眼。

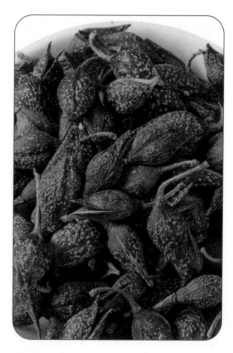

连翘

青光眼

症状分析

1. 青光眼是指一种眼压增高、视神经损伤的病症，属致盲眼病。青光眼发病迅速，危害性大，是一种常见疑难眼病。

2. 青光眼的病因十分复杂，症状多种多样，其中最主要的症状有恶心呕吐、虹视、头痛、视力低下等。

秘 方

归龙致心汤

材料易得 / 制作时间短

材料 / 黑栀子13克，当归、地龙、黑地榆各12克，红花10克，川芎、桃仁、鸡内金、僵蚕各6克。

制法 / 将上药以水煎煮，取药汁。

用法 / 每日1剂，分2次服用。

功效 / 有养血活血、化瘀通络、清热息风的功效。适用于辅助治疗原发性青光眼。

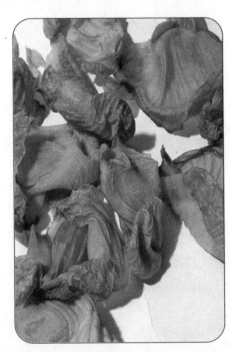

鸡内金

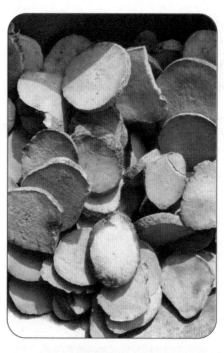

抗青汤

材料易得 / 制作时间短

材料 / 生地黄、茯苓、车前子（包煎）、菊花各30克，泽泻18克，枸杞子、茺蔚子、夏枯草、僵蚕各15克，当归、白芍、柴胡各10克，香附、甘草各6克，黄连3克，羚羊角1.5克（单煎）。

制法 / 将上药以水煎煮，取药汁。

用法 / 每日1剂，分3次服用。

功效 / 能疏肝去火、清热生津。对青光眼有一定的疗效。

泽泻

二冬粥

材料少 / 制作时间短

材料 / 天冬、麦冬各15克，粳米120克，冰糖适量。

制法 / 粳米淘净，与天冬、麦冬加水，煮成二冬粥，加冰糖调匀。

用法 / 每日2次，每次1小碗。

功效 / 适用于闭角性青光眼伴口干唇燥大便干结者。

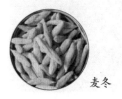

麦冬

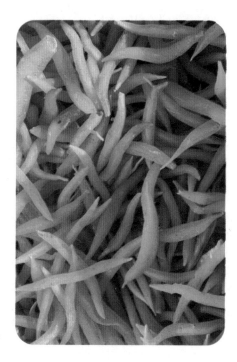

天冬

白内障

症状分析

1. 医学上将眼睛的晶状体混浊导致的视觉障碍性疾病称为白内障。

2. 中医认为，本病属于年老体弱、肝肾亏虚、精气不能上荣于目引起的晶状体代谢障碍。

3. 发病初期时视物模糊，眼前有黑点或黑影移动，或远望蒙昏、近视清晰；也有明处昏蒙、暗处清晰的现象，或视力快速下降。

秘 方

地黄二子粥

材料少 / 制作时间短

材料 / 生地黄 30 克，青葙子、枸杞子各 10 克，粳米 100 克。

制法 / 将青葙子、枸杞子捣碎，与生地黄一同放入砂锅内，加适量水，用文火煎煮 30 分钟，取汁备用；粳米煮成粥，加入药汁，再煮沸即成。

用法 / 每日 1 剂，分早、晚 2 次食用。

功效 / 滋养肝肾，补阴明目。适用于辅助治疗早期老年性白内障。

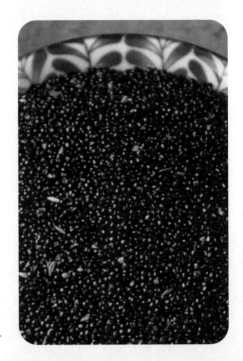

青葙子

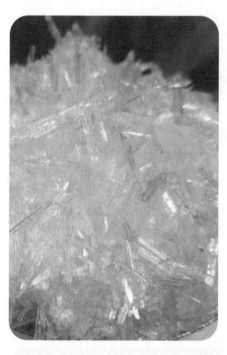

薄荷液

材料少 / 制作时间短

材料 / 薄荷脑 25 克。

制法 / 每次取薄荷脑少许，放入小酒杯中，以温开水溶化为液体，备用。

用法 / 用脱脂药棉蘸薄荷脑药液，涂擦印堂穴和双侧太阳穴，然后将棉球放在鼻孔下嗅其气，每日3次。

功效 / 通窍明目。适用于辅助治疗白内障。

薄荷脑

猪肝枸杞叶方

材料少 / 制作时间短

材料 / 猪肝 150 克，鲜枸杞叶 100 克。

制法 / 猪肝洗净切条，与枸杞叶共煎煮。

用法 / 每日温服 2 次。

功效 / 清肝明目。适用于辅助治疗老年性白内障。

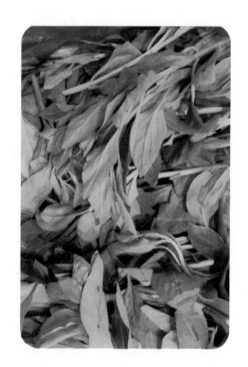

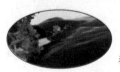

猪肝　　鲜枸杞叶

角膜炎

症状分析

1. 角膜炎是指因外源或内源性致病因素引起的角膜炎症，有溃疡性角膜炎和非溃疡性角膜炎两类。

2. 临床症状包含患眼有异物感、刺痛感，甚至烧灼感；球结膜表面混合性充血，伴有怕光、流泪、视力障碍和分泌物增加等症状；角膜表面浸润有溃疡形成。

秘　方

当归芍苓木贼汤

材料易得 / 制作时间短

材料 / 甘菊、白葵各 12 克，紫草 10 克，当归、生地黄、赤芍、黄芩、木贼、蝉蜕、生栀子各 9 克，甘草 6 克。

制法 / 将上药以水煎煮，取药汁。

用法 / 每日 1 剂，分 2 次服用。

功效 / 疏风，清热解毒，退翳明目。适用于辅助治疗浅层点状角膜炎。

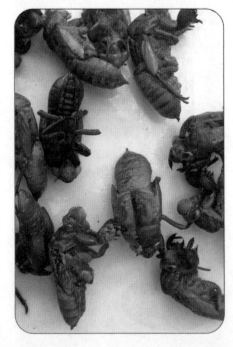

蝉蜕

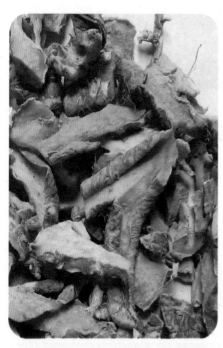

泻肝清热退翳方

材料易得 / 制作时间短

材料/龙胆草、柴胡、黄连、栀子、黄连、蒲公英、生地黄、石膏、知母、大黄、玄明粉、枳壳、木通各10克。

制法/将上药以水煎煮，取药汁。

用法/每日1剂，分2次服用。10剂为1个疗程。

功效/泻肝清热，祛风退翳。适用于辅助治疗细菌性角膜炎。

知母

桑菊黄连洗眼方

材料易得 / 制作时间短

材料/桑叶、菊花、金银花各15克，防风、归尾、赤芍、黄连各10克。

制法/将上药以水煎煮，去渣备用。

用法/趁热熏洗患部。

功效/清肝散风，化瘀通络。适用于辅助治疗角膜溃疡、睑腺炎等。

赤芍

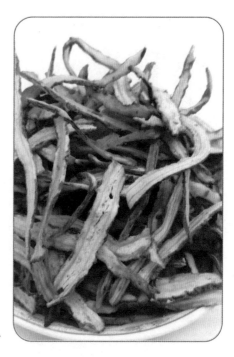

归尾

中耳炎

1.中耳炎指发生在中耳部位的炎症，多因链球菌、葡萄球菌、肺炎双球菌等化脓性致病菌侵入而引起。临床上分急性中耳炎和慢性化脓性中耳炎。

2.急性中耳炎的临床症状为耳痛、发热、听力减退、耳漏、头痛、全身不适、食欲不振、便秘等。慢性化脓性中耳炎一般由急性中耳炎拖延治疗导致，也可由其他部位炎症引发，表现为耳漏、听力减退、眩晕、头痛等。

秘 方

滴耳半夏酒

材料少 / 制作时间短

材料 / 生半夏50克，白酒150克。

制法 / 将生半夏研成细粉，置容器中，加入白酒浸泡24小时，取上清液即成。

用法 / 先将患耳洗净，滴入药酒数滴，每日1~2次。

功效 / 消肿。适用于辅助治疗急、慢性中耳炎。

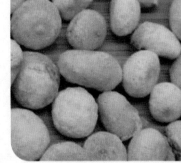

生半夏

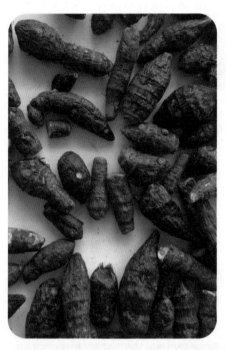

化痰祛瘀方

材料易得 / 制作时间短

材料 / 桃仁、川芎、陈皮、茯苓、柴胡、石菖蒲、香附各12克，红花、半夏、僵蚕各9克，赤芍15克，甘草6克。

制法 / 将上药以水煎煮，取药汁。

用法 / 每日1剂，分早、晚2次服用。

功效 / 化痰祛瘀，通利经脉。适用于辅助治疗非化脓性中耳炎。

香附

银黄半枝莲洗方

材料少 / 制作时间短

材料 / 半枝莲20克，金银花、生大黄各15克，黄连6克。

制法 / 将上药加水300毫升，煎煮至100毫升，去渣澄清，备用。

用法 / 用吸管吸取药液滴入耳内，待药液灌满时侧耳倾出，并用消毒药棉卷吸干耳内余液，每日早、中、晚各灌洗1次。

功效 / 清热解毒。适用于辅助治疗慢性中耳炎。

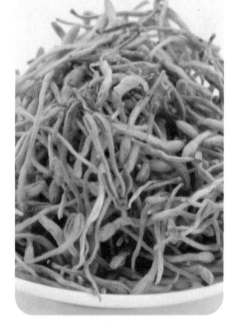

金银花

耳鸣

症状分析

1. 耳鸣是患者在缺乏外部声源的情况下，自觉耳内或颅内产生嗡鸣、嘶鸣等不成形的异常声幻觉。耳鸣不是疾病，而是一些疾病的症状。

2. 耳鸣发病机制较为复杂，可分为生理性、传导性、神经性和客观性等几种类型。

3. 耳鸣的症状有头晕、头痛、失眠、鼻塞、紧张、平衡感变差等。

秘 方

莲子粥

材料少 / 制作时间短

材料 / 莲子肉 30 克，糯米 100 克。

制法 / 将莲子肉煮烂，加入糯米，一同熬煮成粥即可。

用法 / 佐餐用。

功效 / 具有益精气、强智力、聪耳目、健脾胃的功效。适用于辅助治疗高血压引起的老年性耳鸣耳聋。

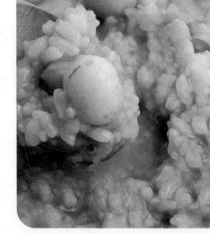

莲子粥

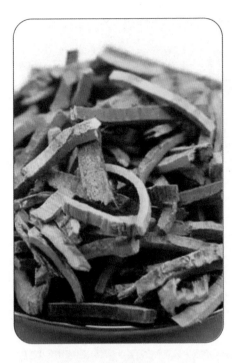

黄柏

养阴补肾方

材料易得 / 制作时间短

材料 / 生地黄12克，当归、川芎、知母、黄柏、香附、白芷、柴胡各10克，白芍、黄连各9克。

制法 / 将上药以水煮，取药汁。

用法 / 每日1剂，分2次服用。

功效 / 养阴补肾。适用于辅助治疗肾阴亏损所致的耳鸣，症见耳内鸣响、头晕目眩、腰酸腿困、遗精盗汗、五心烦热、舌红脉细。

补肾活血通窍方

材料易得 / 制作时间短

材料 / 葛根30~60克、黄精、熟地黄、山药、山茱萸、牡丹皮、桃仁、红花、川芎、石菖蒲、路路通、陈皮各10克。

制法 / 将上药以水煎煮，取药汁。

用法 / 每日1剂，分早、晚2次服用。

功效 / 补肾益气，活血通窍。适用于辅助治疗耳鸣耳聋。

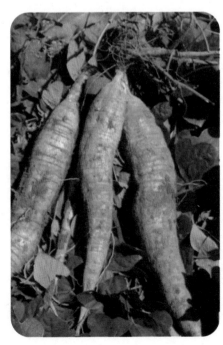

葛根

鼻炎

症状分析

1. 鼻炎分为急性鼻炎和慢性鼻炎，是由病妻、细菌、过敏源、刺激性气体及某些全身性疾病引起的鼻腔黏膜的非特异性炎症，为一种鼻科常见多发病。

2. 鼻炎的症状以鼻塞、多涕、头痛为主。慢性化脓性鼻窦炎常继发于急性化脓性鼻炎，以多脓涕为主要表现，可伴有不同程度的鼻塞、头痛及嗅觉障碍等。

秘 方

温阳散风汤

材料易得 / 制作时间短

材料 / 枸杞子、桑椹、白芍各12克，白葵、川芎、白芷、乌梅、蛇床子、锁阳、淫羊蕾各10克，苹菱5克，细辛3克。

制法 / 将上药以水煎煮，取药汁。

用法 / 每日1剂，分2次服用。

功效 / 此方能温补肺肾，祛风散寒。适用于辅助治疗过敏性鼻炎。

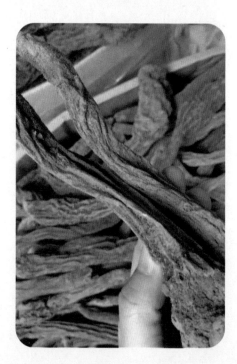

锁阳

祛风宣肺汤

材料少 / 制作时间短

材料 / 苍耳子、蝉蜕各 15 克，炙麻黄、辛夷、甘草各 9 克。

制法 / 将上药加水 2 遍，和匀。

用法 / 每日分 3 次服用。

功效 / 祛风宣肺，通利鼻窍。用于缓解过敏性鼻炎，尤其对鼻塞、发痒、嚏多、流清涕等症状效果更好。

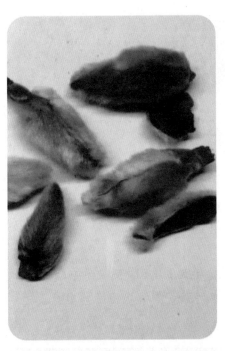

辛夷

辛夷苍耳麻黄汤

材料易得 / 制作时间短

材料 / 白术、黄柏各 18 克，鱼腥草 15 克，防风、荆芥各 12 克，辛夷、川营各 10 克，苍耳子 9 克，升麻、甘草各 6 克，麻黄、细辛各 3 克。

制法 / 将上药以水煎煮，取药汁。

用法 / 每日 1 剂，分 2 次服用。

功效 / 发散风寒。适用于辅助治疗急性鼻炎。

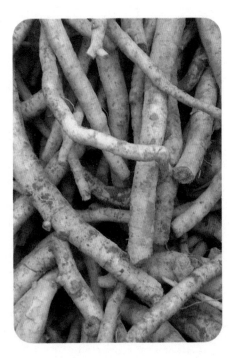

防风

咽炎

症状分析

1.咽炎分为急性咽炎和慢性咽炎，是指在季节更替、气候变化环境恶劣等多种因素作用下，引起患者免疫力或功能紊乱所致的咽部黏膜、黏膜下组织及淋巴组织因感染而继发或后遗的反应性炎症。

2.急性咽炎会出现发热、头痛、食欲减退、四肢酸痛等症状；慢性咽炎以咽部灼痛、咽痒、咽部刺激和异物感为主要症状。

秘 方

甘草桔梗麦冬散

材料少 / 制作时间短

材料 / 怀牛膝500克，甘草、桔梗、麦冬各250克，青果100克。

制法 / 将上药共研碎成粗末，每10克为1包，用塑料袋封装备用。

用法 / 饮时放在保温杯里，用开水冲泡，代茶饮，每日饮服1~2包。

功效 / 对慢性咽炎有辅助治疗作用。

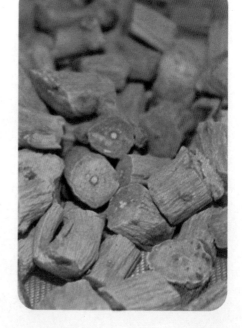

怀牛膝

地下栀子方

材料少 / 制作时间短

材料 / 地丁、栀子各 25 克，胡黄连 15 克。

制法 / 将上药研粗面，水煎。

用法 / 温服，每次服用 5 克，日服 2 次。

功效 / 具有消炎凉血、祛病生新的功效。适用于缓解清浊不化、咽喉肿痛。

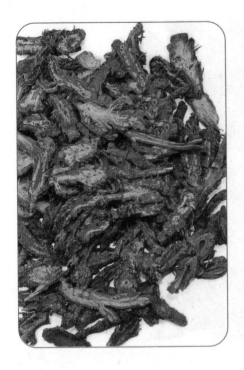

胡黄连

甘草荞麦野菊花汤

材料易得 / 制作时间短

材料 / 甘草、荞麦、野菊花、杏仁、桔梗、贯众、板蓝根各 10 克，射干、山豆根、马勃各 15 克。

制法 / 将上药以凉水浸泡 30 分钟后用文火煎煮 25 分钟，取汁。

用法 / 每日 1 剂，分 2 次服用。5~7 日为 1 个疗程。

功效 / 清热解毒，消肿利咽。适用于辅助治疗急性咽炎。

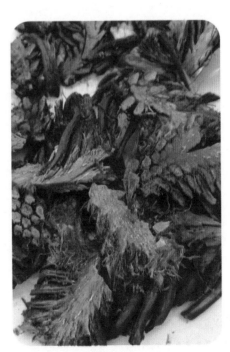

贯众

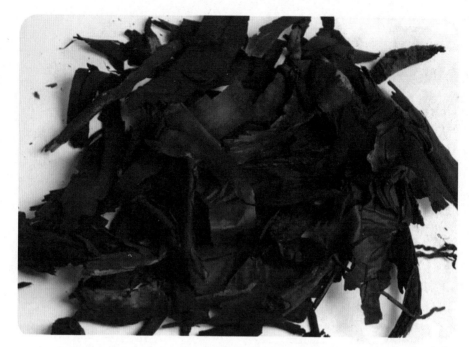

紫草

紫草丹皮方

材料少 / 制作时间短

材料 / 紫草、牡丹皮各7克，防风、蝉蜕各6克，甘草3克。

制法 / 将上药用水煎煮，滤渣，取药汁。

用法 / 每日1剂。

功效 / 具有清热凉血、祛风的功效。适用于辅助治疗慢性咽炎、咽痒、咽部发紫。

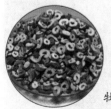

牡丹皮

牙痛

症状分析

1. 牙痛不是疾病，而是一些疾病的症状，引起牙痛的原因有很多，主要可分为风火牙痛和胃火牙痛。

2. 风火牙痛是由于虚火上升而引起牙齿疼痛，牙龈红肿疼痛，遇风、热更痛。

3. 胃火牙痛主要表现为牙龈红肿或出脓渗血，并可引起头痛，伴有口渴、口臭等症状。

4. 虚火牙痛，主要表现为牙齿隐痛、牙龈微红或微肿、牙齿松动、伴有心烦失眠等症状。

秘 方

菊花甘草茶

材料少 / 制作时间短

材料 / 白菊花15克，甘草5克，绿茶2克。

制法 / 甘草加水煎沸10分钟后，趁沸加入白菊花、绿茶拌匀即成，滤渣取汁。

用法 / 每日1剂，分3次温服。

功效 / 具有清凉、消炎的功效。适用于辅助治疗鼻窦炎、牙痛等病症。

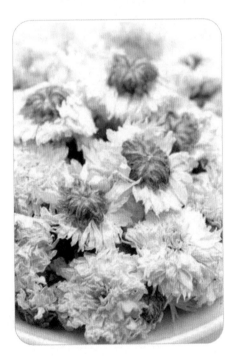

白菊花

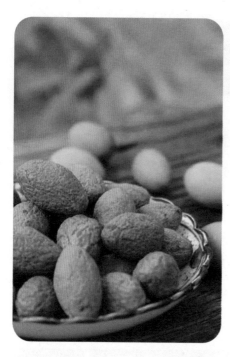

咸橄榄芦根茶

材料少 / 制作时间短

材料 / 干芦根30克,咸橄榄4个。

制法 / 干芦根切碎,橄榄去核,水煎。

用法 / 代茶频饮,每日1剂。

功效 / 清热解毒,泻火生津。适用于辅助治疗牙周炎、牙痛、牙龈肿痛。

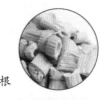

咸橄榄　　　　　干芦根

五味散

材料少 / 制作时间短

材料 / 防风、荜菱、细辛、白芷各5克,高良姜4克。

制法 / 将上药焙黄,研为极细末,和匀,装瓶备用。

用法 / 用医用脱脂棉蘸取药末少许,塞入鼻孔,左侧牙痛塞右鼻孔,右侧牙痛塞左鼻孔,塞好后做深呼吸2分钟,每日早、晚各用药1次。

功效 / 祛风、消炎、止痛。适用于缓解牙痛。

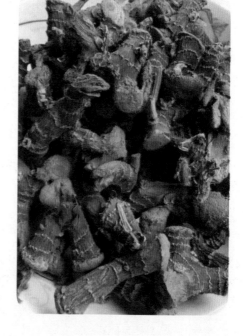

高良姜

牙龈肿痛

症状分析

1. 牙龈肿痛不是疾病，而是一些疾病的症状，中医认为主要由风热外袭、秽妻郁结、脾胃火盛、气血虚弱等引起。

2. 牙龈肿痛初期的症状：牙龈呈局限性红肿，先硬后软，患牙有浮出或伸长感，自觉疼痛，触动患牙痛剧。后期的症状：牙齿松动，有溢脓或穿溃出脓，腮颊肿胀。

秘 方

疏风消肿方

材料易得 / 制作时间短

材料 / 金银花、蒲公英各 10 克，野菊花、紫花地丁、紫背天葵、连翘、蝉花各 9 克。

制法 / 将上药以水煎煮，取药汁。

用法 / 每日 1 剂，分早、晚 2 次服用。

功效 / 疏风消肿，清热解毒。适用于缓解风热外袭所致的牙龈肿痛。症见牙龈红肿、坚硬、掀热疼痛、恶寒发热、头痛、脉浮数、舌红苔薄黄。

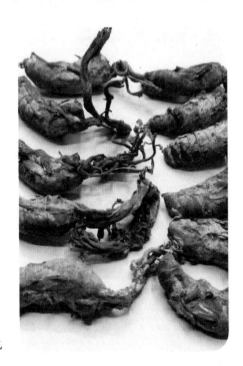

蝉花

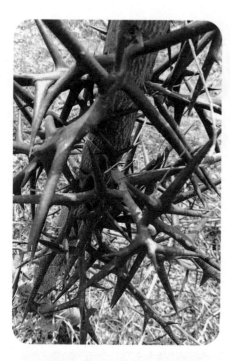

皂角刺

消肿排脓方

材料易得 / 制作时间短

材料 / 甘草12克，人参、升麻、当归、生黄各10克，炒白术、穿山甲、白芷、皂角刺各9克，青皮6克。

制法 / 将上药以水煎煮，取药汁。

用法 / 每日1剂，分2次服用。

功效 / 消肿排脓。适用于缓解气血虚弱所致的牙龈肿痛。症见牙龈肿痛溃破，久不收口，疮口不易愈合，经常溢脓。

生地黄天冬茶

材料少 / 制作时间短

材料 / 生地黄15克，天冬10克。

制法 / 将上药置于砂锅中，加适量水，煎沸20分钟，滤渣取汁。

用法 / 代茶温饮，每日1剂，药渣可再煎服用。

功效 / 养阴滋肾。适用于缓解牙痛、上火，症见牙龈肿痛、口干口苦者。

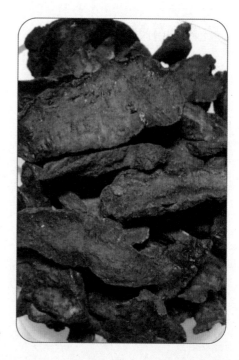

生地黄

口腔溃疡

症状分析

1. 口腔溃疡即"口疮"，是一种常见的发生在口腔黏膜的溃疡性损伤病症，多见于唇内侧、舌头、舌腹、软腭等部位，大小可从米粒至黄豆大，呈圆形或卵圆形，溃疡面为口腔溃疡凹，周围充血。

2. 口腔溃疡是多种因素综合作用的结果，中医认为本病主要因情志过激、郁而化火、心火上攻，或久病火热灼伤阴津而发病。发作时痛感剧烈，局部灼痛明显。

秘　方

生地黄青梅饮

材料少 / 制作时间短

材料 / 青梅30克，生地黄15克，石斛10克，甘草2克。

制法 / 将上药加水煎煮20分钟，去渣取汁。

用法 / 每日1剂，分2~3次饮服，可连用数日。

功效 / 此饮具有生津止渴、养阴清热、降火敛疮等功效。适用于口腔溃疡患者饮用。

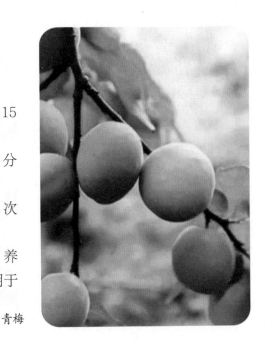

青梅

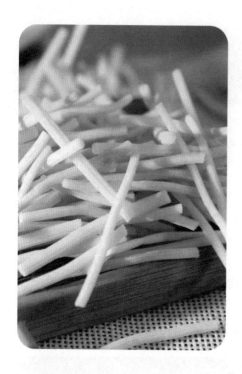

灯心草方

材料少 / 制作时间短

材料 / 灯心草适量。

制法 / 灯心草放在生铁小平锅内，置火上烧，直至锅内药物从焦黄变黑且不燃为止，取出研末，备用。

用法 / 取适量涂抹患处。

功效 / 适用于缓解口腔溃疡。

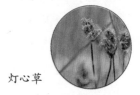

灯心草

猪蹄汤

材料易得 / 制作时间短

材料 / 鲜猪蹄1个，白芷、当归、蜂房、羌活、赤芍、甘草各15克。

制法 / 将上药入药袋，备用；将猪蹄去毛，洗净，放入锅中，加适量水煮沸，去油渣留清汤，再将药袋入汤内，文火煎30分钟，去渣留汁。

用法 / 温热服用，在口中含2~3分钟后咽下，每日多次。

功效 / 适用于缓解阴虚火旺型口腔溃疡。

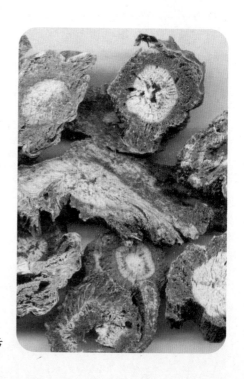

羌活

牙周炎

症状分析

1. 牙周炎是由牙菌斑中的细菌侵犯牙周组织引起的牙龈和牙周组织的慢性炎症，是一种破坏性疾病。

2. 牙周炎症状为牙龈红肿、出血，不仅在刷牙时出血，有时在说话或咬硬物时也会出血，偶尔还会自发出血。

3. 中医认为，肾主骨，牙齿不好多为肾气虚弱，骨失所养导致，宜选用滋阴补肾、活血行气、清热凉血的方剂来调理。

秘 方

豆腐石膏汤

材料少 / 制作时间短

材料 / 生石膏50克，豆腐200克，盐2小匙。

制法 / 先把生石膏放入锅内，加水煎煮约1小时，再加入豆腐煮约半小时，加盐调味即可。

用法 / 饮汤吃豆腐。分2次温服。

功效 / 清泻胃热，解毒润燥。适用于缓解牙周炎引起的胃热、牙痛、牙龈红肿、口臭心烦等症。

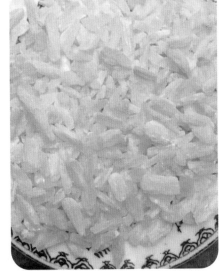

生石膏

固齿散

材料易得 / 制作时间短

材料 / 滑石粉18克，甘草粉3克，朱砂粉0.9克，雄黄、冰片各1.5克。

制法 / 将上药共研为细末。

用法 / 早晚刷牙后蘸药末刷患处或以25克药末兑60克生蜜调和涂于患处。每日早晚各1次。

功效 / 清热解毒，消肿止痛，化腐生肌收敛止血。对牙周炎有一定的疗效。

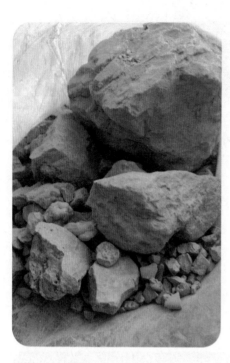
雄黄

甘草雄黄散

材料少 / 制作时间短

材料 / 甘草3克，朱砂0.9克，雄黄、冰片各1.5克，滑石粉18克。

制法 / 将上药分别研为极细末，再混合均匀，备用。

用法 / 刷牙后用牙刷蘸药粉刷患处，并可取药末30克用蜂蜜调成糊状，涂敷于患处。每日早、晚各1次。

功效 / 清热解毒，化腐生肌，收止血。适用于辅助治疗牙周炎，症见牙龈红肿、溃烂、萎缩、出血、牙根暴露，牙齿浮动而痛。

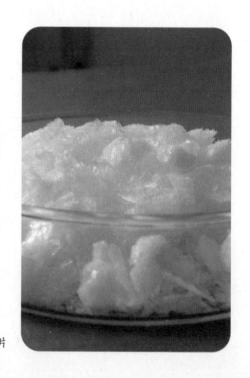
冰片

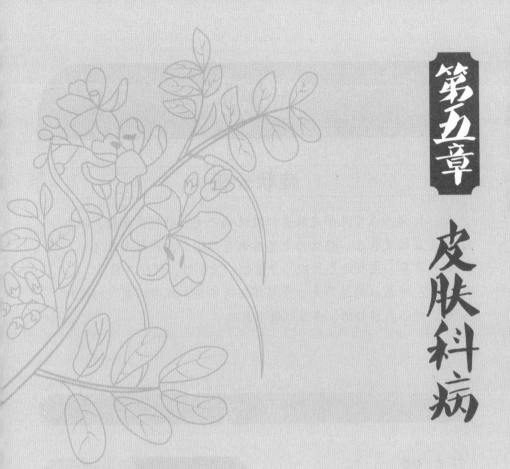

第五章 皮肤科病

　　皮肤是人体最大的器官，它覆盖人的整个体表，具有屏障、吸收、分泌、排泄、调节体温等作用，使体内各种组织和器官免受物理性、机械性、化学性和病原微生物性的侵袭。本章的秘方针对常见的皮肤问题，如湿疹、白癜风、痤疮、手足皲裂、头皮瘙痒、脱发、手癣、足癣、腋臭等，提供治疗建议，助您摆脱病痛困扰。

湿疹

症状分析

1. 湿疹在常见的皮肤炎性皮肤病中是一种时常减轻、加重或复发的皮肤病。特点为表皮局部有红斑、丘疹等发痒破损，剧烈瘙痒、皮损处渗出液，分急性、亚急性、慢性三期。

2. 中医认为湿疹是由于机体正气不足、风热内蕴、外感风邪、风湿热邪相搏、浸淫肌肤引起的。

秘 方

三仁饼

材料易得 / 制作时间短

材料 / 小麦粉 200 克，核桃仁（研碎）15 克，花生仁（去皮、研碎）20 克，茯苓粉 100 克，发酵粉、松子仁各适量。

制法 / 先将小麦粉、茯苓粉和匀，加水调糊状；再入发酵粉，拌匀后将核桃仁、松子仁、花生仁撒于面团内，制成饼。

用法 / 当主食或者点心食用。

功效 / 可养血润燥、滋阴除湿。适用于辅助治疗血燥型湿疹。

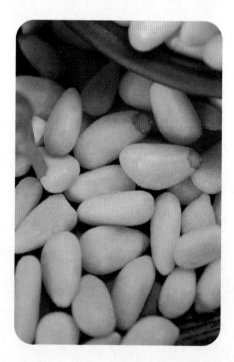

松子仁

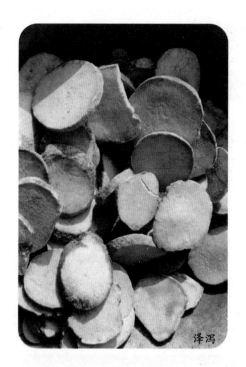

泽泻

泽泻苦参车前子方

材料易得 / 制作时间短

材料 / 泽泻、苦参、车前子各15克，茯苓、白术、黄柏、枳壳各10克。

制法 / 将上药放入砂锅中加水浸泡30分钟，然后加热煎煮30分钟，倒出药汁，继续在锅中加水，煎煮20分钟后滤渣取汁，将2次煎得的药汁混合。

用法 / 早、晚各服1次，每日1剂。7~10日为1个疗程。

功效 / 清热补虚，祛湿健脾。适用于辅助治疗脾虚湿盛型湿疹。

野菊花洗剂

材料少 / 制作时间短

材料 / 野菊花（全草）250克，陈石灰粉适量。

制法 / 野菊花全草切碎置铝锅中，加水2000毫升，文火煎至800毫升，过滤渣，取药汁，备用。

用法 / 趁热熏洗患处15分钟后，立即用洁净的陈石灰粉扑之，每日2次。长期使用会有明显的疗效。

功效 / 对湿疹有较好的疗效。

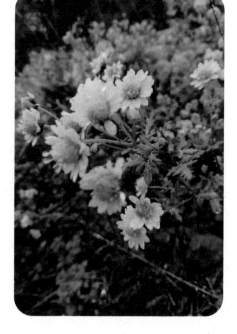

野菊花

白癜风

1. 白癜风是一种原发性、局限性或泛发性的皮肤黏膜色素脱失症，常见于指背、腕、前臂、颜面、颈项及生殖器周围等。

2. 白癜风的发病原因尚不明确，目前研究认为主要与遗传因素、自身免疫能力、精神与神经因素、微量元素缺乏、外伤和日晒等因素有关。

秘 方

二黄生姜方

材料少 / 制作时间短

材料 / 雄黄、硫黄、白矾各 1 克，生姜适量。

制法 / 将雄黄、硫黄、白矾共研细末，生姜捣汁和细末调匀。

用法 / 取适量用纱布包起后，外擦患处，每日 2 次。30 日为 1 个疗程。

功效 / 祛风燥湿。适用于辅助治疗白癜风。

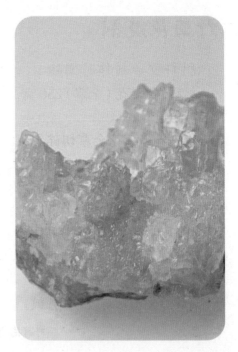

硫黄

扶正固本汤

材料易得 / 制作时间短

材料 / 炙黄、制何首乌、熟地黄各30克，补骨脂20克，枸杞子、女贞子各15克，桑椹、生甘草各10克，当归12克。

制法 / 上药水煎，取汁200克。

用法 / 每日1剂，分早、晚2次服用，儿童用量酌减。1个月为1个疗程。

功效 / 祛风通络，除湿止痛。适用于辅助治疗各种白癜风。

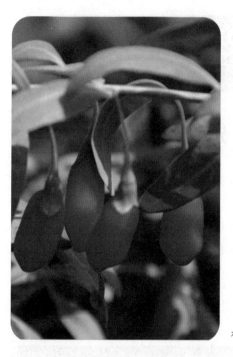
枸杞子

蛇床子硫黄方

材料少 / 制作时间短

材料 / 蛇床子、硫黄、雄黄、枯矾、密陀僧各6克，冰片3克，凡士林适量。

制法 / 将以上前6味药研为细末，加入凡士林调成膏状，备用。

用法 / 涂敷患处，每日1次。连用10日为1个疗程。

功效 / 适用于辅助治疗白癜风。

密陀僧

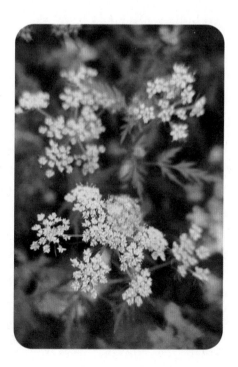
蛇床子

脂溢性皮炎

症状分析

1. 脂溢性皮炎是一种发生在皮脂腺丰富部位的炎症性皮肤病，多见于成人和新生儿。

2. 初期表现为毛囊周围炎症性丘疹，随病情发展可表现为界限比较清楚、略带黄色的暗红色斑片，其上覆盖油腻的鳞屑或痂皮。

秘 方

透骨草洗方

材料少 / 制作时间短

材料 / 透骨草、侧柏叶各120克，皂角60克，明矾9克。

制法 / 将上药加水2000毫升，煮沸10分钟，待温后即成。

用法 / 温洗头部或全身沐浴，每次洗浴15分钟，每周洗浴2次。

功效 / 祛燥湿，除脂，止痒。适用于辅助治疗脂溢性脱发和脂溢性皮炎。

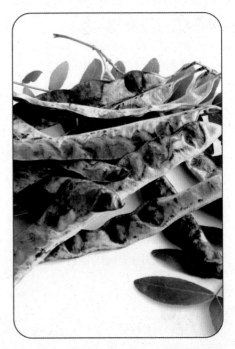

皂角

白鲜皮生地酒

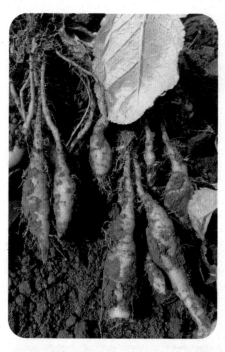

材料少 / 制作时间短

材料 / 鲜生地黄 30 克，白鲜皮 15 克，白酒 150 毫升。

用法 / 涂擦头部。

制法 / 将上药浸泡酒中 5 日后，去渣，取汁，备用。

功效 / 清热解毒，祛风除湿。适用于辅助治疗头部脂溢性皮炎。

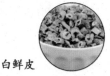

生地黄　　　　　白鲜皮

王不留行苍耳子方

材料少 / 制作时间短

材料 / 王不留行、苍耳子各 30 克，苦参 15 克，明矾 9 克。

制法 / 以上药加水 1500 毫升，煎沸去渣，倒入盆中备用。

用法 / 温洗头皮，每次 15 分钟，隔 3 日再洗 1 次，每剂可洗 2 次。

功效 / 祛风止痒，除湿。适用于辅助治疗头部脂溢性皮炎。

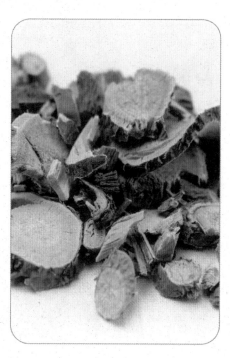

苍耳子　　　　　苦参

痤疮

症状分析

1. 痤疮是一种与性腺内分泌的功能失调有关的毛囊、皮脂腺的慢性炎症性皮肤病，好发于青少年，青春期后往往能自然减轻或痊愈。

2. 临床表现为基本皮损呈毛囊一致的细小皮色丘疹、白头或黑头粉刺、结节等多形性皮损为特点。

3. 中医认为共发病多为外感风热、肺热、胃热等所致。

秘 方

白果方

材料少 / 制作时间短

材料 / 白果适量。

制法 / 白果去掉外壳，将果仁用刀切成平面。

用法 / 每晚睡觉前，用温水洗净患处（不要用肥皂），用白果频搽患处。一般7~14日为1个疗程。

功效 / 适用于辅助治疗痤疮。

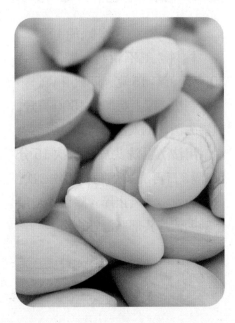

白果

丹参方

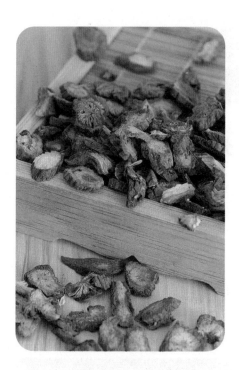

材料少 / 制作时间短

材料 / 丹参 100 克。

制法 / 将丹参研为细粉。

用法 / 每日 3 次，每次 3 克，内服。

功效 / 对痤疮有较好疗效。

备注 / 一般 2 周后即可好转，6~8 周痤疮减少。可逐渐减为每日 1 次。

丹参

芦荟叶方

材料少 / 制作时间短

材料 / 鲜芦荟叶 3~5 片，凡士林适量。

制法 / 芦荟叶洗净，捣烂，绞汁，加凡士林配成 7% 软膏。

用法 / 每日早、晚各揉擦患部 1 次。

功效 / 适用于辅助治疗痤疮。

芦荟

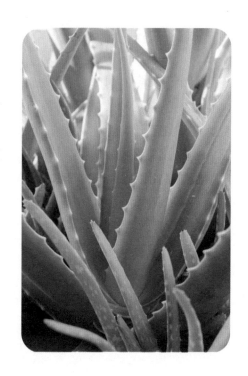

痱子

症状分析

1. 痱子是一种在夏季或炎热环境下常见的皮肤病，儿童发病率最高，多发于面部、颈部、躯干、大腿内侧等，轻重不一，处理不当可继发感染为疮疖。

2. 在高温闷热环境下，汗液不易蒸发，使角质层浸渍肿胀，汗腺导管变窄或阻塞，导致汗液潴留、汗液外渗周围组织，形成丘疹、水疱或脓疱。

秘 方

绿豆桑叶方

材料易得 / 制作时间短

材料 / 绿豆粉、飞滑石各 40 克，制炉甘石 10 克，薄荷脑、枯矾各 4 克，霜桑叶 200 克。

制法 / 用以上前 5 味药共研细末，备用；霜桑叶装入布袋，加水 1000 毫升煎汤，取药汁，备用。

用法 / 用霜桑叶水洗澡，用药末擦患处。

功效 / 清凉消暑。适用于缓解痱子。

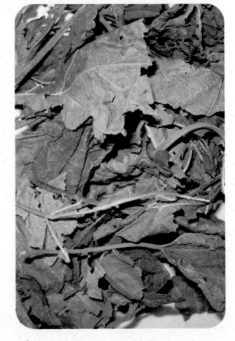

霜桑叶

消痱汤

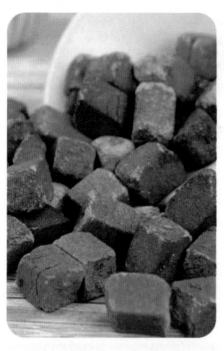

材料易得 / 制作时间短

材料 / 芦根30克,金银花、大青叶各20克,蝉蜕、薄荷(后下)、甘草各6克,荆芥、桔梗、藿香、神曲各12克。

制法 / 上药加水,煎煮2次,将药液搅拌,兑匀。

用法 / 每日1剂,分2次服用。

功效 / 清热解毒。适用于缓解暑痒。

神曲　　　　　　　　　金银花

三黄白芷冰片方

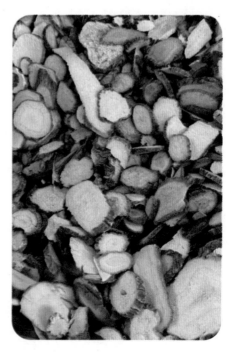

材料易得 / 制作时间短

材料 / 生大黄30克,黄连15克,白芷、冰片各9克,黄连10克,75度的乙醇500毫升。

制法 / 将生大黄、黄连、白芷、黄连共研细末,加入冰片研匀,浸入乙醇中7日以上,备用。

用法 / 用棉签蘸药酒涂患处,每日3次。

功效 / 清热解毒。适用于缓解痱子、热疗等。

白芷

冻疮

症状分析

1. 冻疮是冬天常见的皮肤病，是由于气候寒冷，外部皮肤受到冷冻刺激引起的局部组织细胞受损。病程缓慢，气候转暖后可自愈，易复发。患者主要为儿童、女性及老年人。

2. 症状主要有患处皮肤苍白、发红、水肿、发痒、热痛、有肿胀感。症状严重的可出现紫血疱，甚至会引起患处皮肤坏死、溃烂、流脓、疼痛等。

秘 方

肉桂生姜椒方

材料少／制作时间短

材料／肉桂、干姜、辣椒各15克，植物油250克，黄蜡60克。

制法／将前3味药用植物油浸泡，油炸去渣，入黄蜡熔化。

用法／将药汁涂抹于患处，每日3次。

功效／温肌肉，通血脉。常用于预防耳部冻疮。

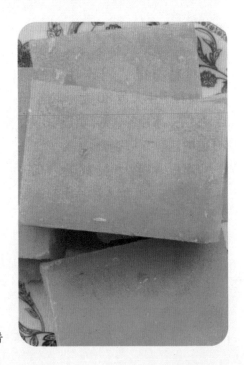

肉桂　　　　　黄蜡

白及凡士林膏

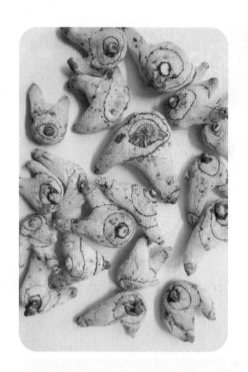

材料少 / 制作时间短

材料 / 白及 10 克，凡士林 100 克。

制法 / 先将白及研成细末，再将凡士林加入白及粉中调成软膏。

用法 / 每日 3 次外涂患处，连用 10 日。

功效 / 对冻疮有一定的疗效。

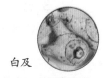

白及

当归桂枝方

材料易得 / 制作时间短

材料 / 当归 30 克，桂枝、通草各 15 克，赤芍 12 克，细辛 3 克，大枣、甘草各 10 克。

制法 / 桂枝去皮，通草灸，大枣去核，然后所有药材一起加水煎煮，取药汁。

用法 / 每周 2 剂，连续服用 1 个月。

功效 / 具有温经散寒、养血通脉的作用。适用于预防耳部冻疮。

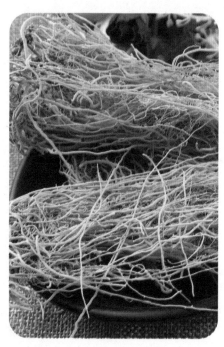

细辛

手足皲裂

症状分析

1. 手足皲裂是常见皮肤病，多因寒冷、机械接触、化学物等刺激，使皮肤弹性减弱而发生开裂。

2. 皮损好发于手指、手掌、足跟、足底外缘等皮肤角质层厚或经常摩擦的部位。

3. 症状表现为皮肤干燥、浅表细小裂纹、龟裂，严重者伴出血、疼痛等。

秘 方

当归紫草膏

材料易得 / 制作时间短

材料 / 当归、紫草各60克，忍冬藤10克、芝麻油500毫升。

制法 / 将以上前3味药共研粗末，放入芝麻油中浸泡24小时，然后用文火煎熬至药枯焦，去渣备用。

用法 / 将药汁涂敷于患处，每日数次，至痊愈为度。

功效 / 可活血通络、消炎润肤。适用于缓解手足皲裂。

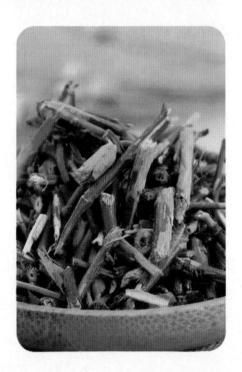

忍冬藤

三白当归生地膏

材料易得 / 制作时间短

材料 / 白芷12克，白及、全当归、生地黄各15克，紫草9克，白蜡250克，芝麻油120毫升。

制法 / 将前5味药放入锅内，用芝麻油浸泡半天，然后熬枯去渣，离火后加入白蜡溶化，拌匀，备用。

用法 / 先洗净患处，再将药膏用文火熔化，涂敷于患处，每晚1次。

功效 / 活血润肤。适用于缓解手足皲裂。

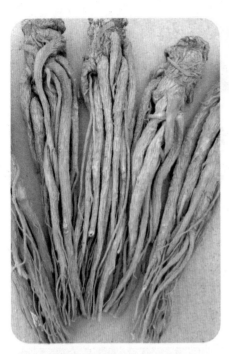

全当归

生肌散

材料易得 / 制作时间短

材料 / 黄柏、甘草各50克，五倍子、白及、白蔹、儿茶、乳香、没药各30克，冰片3克，蜂蜜适量。

制法 / 将上药研成细末，混匀，过筛，密封，备用。

用法 / 用时取药粉适量与蜂蜜调成糊状后外涂患处。每日3~5次，3日为1个疗程。

功效 / 祛瘀、止痛、生肌。适用于缓解手足皲裂。

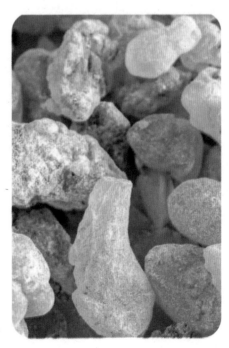

乳香

头皮痒、头皮屑多

症状分析

1. 此为皮肤炎症的一种皮肤损害，为一些皮肤病的症状。

2. 头发屑在医学上称为"头皮糠疹"，主要由油脂分泌过盛或角质细胞异常增生引起。

秘 方

苦茶油渣洗头方

材料少 / 制作时间短

材料 / 苦茶油渣（即苦茶榨油之后剩下的茶渣）适量。

制法 / 将苦茶油渣用纱布包起来直接当成肥皂，搓洗头发；也可以先将苦茶油渣加水煮沸，再将渣过滤掉，留油渣汁液待用。

用法 / 每日1次，晚上使用。直接搓洗头发，或用汁液洗头，然后用水冲洗擦干。

功效 / 坚持洗1个星期即可使头屑明显减少。

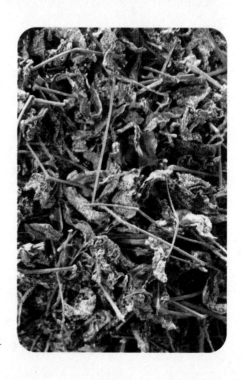

苦茶

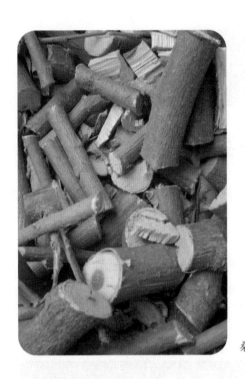

桑树枝

桑树枝灰洗头方

材料少 / 制作时间短

材料 / 桑树枝（晒干）适量。

制法 / 将桑树枝用火烧成灰，灰烬包好。

用法 / 先将约半碗桑树枝灰用纱布包起来，放在脸盆内，冲入热水，并将纱布搓一搓；让灰烬充分溶解在水中，再用这些溶液洗头；洗的时候先让汁液沾满头发头皮，十几分钟后用水冲洗干净即可。每2日1次。

功效 / 使头皮屑明显减少。

豆浆止头痒

材料少 / 制作时间短

材料 / 黄豆适量。

制法 / 将黄豆洗净，泡一晚；次日早晨，将泡好的黄豆放入砸蒜罐，将黄豆捣成泥状，然后将其放入一个铝盆内，加水熬煮，半小时后，洗头用的豆浆制成。

用法 / 用豆浆代水洗头。每日1次，晚上使用。

功效 / 坚持1个月可缓解头痒症状。

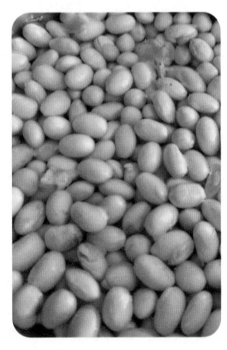

黄豆

脱发

症状分析

1.脱发分理性脱发和病理性脱发。其中病理性脱发的症状是头发油腻，亦有焦枯发蓬，有淡黄色鳞屑固着难脱，或灰白色鳞屑飞扬，自觉瘙痒。

2.导致脱发的因素很多，中医认为是血热风燥，血热偏胜，耗伤阴血，血虚生风，更伤阴血，阴血不能上至颠顶濡养毛根所致。

秘　方

柏枝椒仁半夏方

材料少 / 制作时间短

材料 / 柏枝（干药）、椒仁、半夏各90克,蜂蜜、生姜汁各少许。

制法 / 将以上前3味药加水500毫升，煎至250毫升，入蜂蜜少许，再煎1~2沸。

用法 / 用时入生姜汁少许，调匀，涂擦脱发处，每日2次。

功效 / 止脱生发。对脱发有一定的疗效。

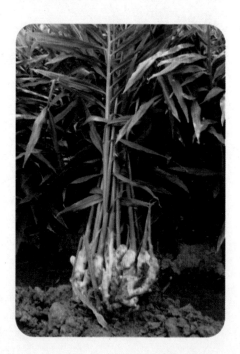

生姜

透骨草方

材料少 / 制作时间短

材料 / 透骨草 45 克。

制法 / 透骨草煎汤。

用法 / 以汤熏洗头部，每次 20 分钟，每日洗 1 次，洗完后不要再用水冲洗头发，用药时间为 4~12 日。

功效 / 适用于缓解脂溢性脱发。

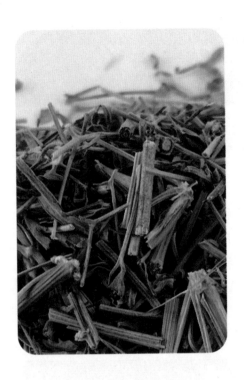

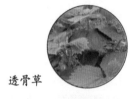

透骨草

当归生熟地黄川芎汤

材料易得 / 制作时间短

材料 / 当归 20 克，生地黄、熟地黄、白芍、制首乌、侧柏叶、白鲜皮各 15 克，川芎、红花、桃仁、泽泻各 10 克，蝉蜕 6 克，黑芝麻一小撮。

制法 / 将上药以水煎煮，煎药时，放上黑芝麻做药引。

用法 / 每日 1 剂，分 2 次服用。

功效 / 乌发美发，生发。适用于缓解脱发。

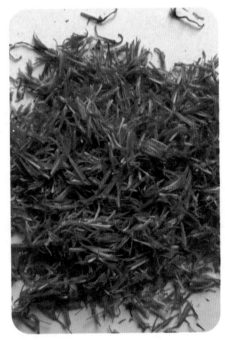

红花

鸡眼

症状分析

1.鸡眼是一种多见于足底及足趾的角质增生物，因足部皮肤局部长期受压和摩擦引起，俗称"肉刺"。

2.皮损为圆形或椭圆形的局限性角层增厚，针头至蚕豆大小，呈灰黄或蜡黄色，表面光滑与皮面平或稍隆起，界限清楚，中心有倒圆锥状角质栓嵌入真皮，行走时有疼痛感。

秘 方

芋头方

材料少 / 制作时间短

材料 / 生芋头1个。

制法 / 芋头连皮切片。

用法 / 擦患处，每次10分钟，每日3次。

功效 / 软坚散结，适用于治疗鸡眼、寻常疣等。

备注 / 不要涂于健康皮肤。

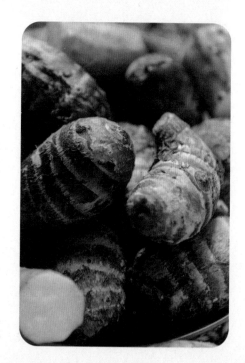

生芋头

140

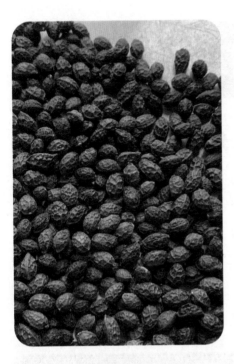

鸦胆子

鸦胆子泥方

材料少 / 制作时间短

材料 / 鸦胆子适量。

制法 / 将鸦胆子去壳，取肉，捣烂如泥备用。

用法 / 用药前先将患部用热水浸软，削去鸡眼软化组织，使其呈凹陷状，填入鸦胆子泥，外用胶布固定。连用 1~2 次即可痊愈。

功效 / 清热燥湿，解毒杀虫。适用于辅助治疗鸡眼。

蜂胶方

材料少 / 制作时间短

材料 / 蜂胶适量。

制法 / 将患部用热水泡软，用刀片削去表层病变组织，然后将蜂胶捏成饼状。

用法 / 敷患处，用胶布固定6~7 日后鸡眼自然脱落，还须再贴蜂胶 6~7 日，至患处皮肤见好为止。

功效 / 消炎，润燥。适用于辅助治疗鸡眼。

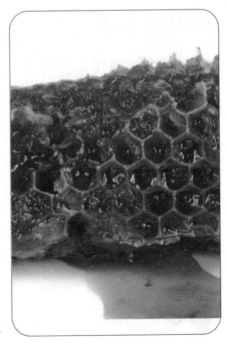

蜂胶

腋臭

症状分析

1. 腋臭是由腋窝顶泌汗腺产生的分泌物，经细菌分解产生的臭味。

2. 与遗传因素有关，患者大多有家族史。

3. 症状为腋下汗味刺鼻，臭味特殊，夏季更明显。患者往往伴有色汗，以黄色居多。

秘 方

田螺麝香方

材料少 / 制作时间短

材料 / 大田螺1个，麝香1.5克。

制法 / 待田螺张口，放入麝香，埋地中49日，取出。

用法 / 用前，以墨涂擦患处，待干后，清水冲洗，留有墨处即是患窍，以螺汁点患处即可。

功效 / 清热，辟秽，活血，散结，利水。适用于缓解腋下狐臭难闻。

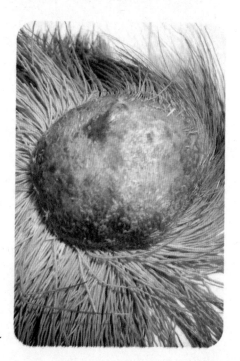

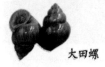

大田螺　　　　麝香

生地麦冬饮

材料易得 / 制作时间短

材料 / 乌梅、浮小麦、生地黄、麦冬名 20 克，五味子、石斛各 12 克，峻牡蛎 20 克（先煎），牡丹皮 10 克，茯苓 15 克，竹叶 10 克，甘草 5 克。

制法 / 将上药以水煎煮，取药汁。

用法 / 每日 1 剂，分 2 次服用。

功效 / 可有效缓解腋臭。

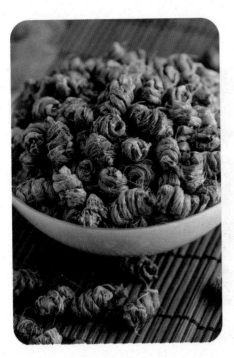

石斛

香体散

材料少 / 制作时间短

材料 / 陈皮、川椒、枯矾、白芷各 6 克，冰片 0.5 克。

制法 / 将以上除冰片外的中药共研细末，再加入冰片研成极细末，装入小瓶中备用。

用法 / 将腋臭部位用温水洗净，擦干，用细纱布撒上药末，在腋窝处揉擦按摩。每日 2~3 次，10 日为 1 个疗程。

功效 / 可有效缓解腋臭。

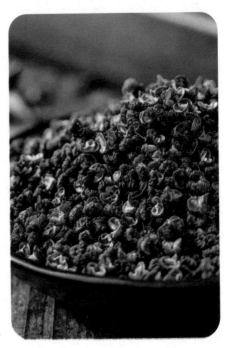

川椒

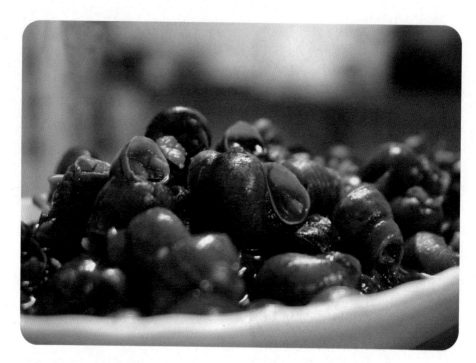

田螺巴豆方

材料少 / 制作时间短

材料 / 大田螺、巴豆各1个。

制法 / 待田螺张开，将巴豆纳入，放于杯中。夏1夜，冬则7夜，自然成水。

用法 / 取此水擦之，日久见效。

功效 / 清热，利水，杀虫。用于治腋下狐臭难闻。

备注 / 巴豆有大毒，切忌入口。

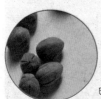

巴豆

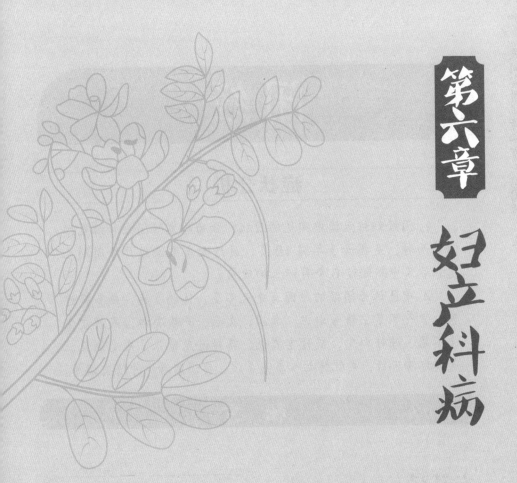

第六章 妇产科病

　　妇产科疾病是指在妇女中常见的、多发的病症，给女性的生活、工作带来很多不便。本章秘方能帮助女性学会调养身体，有效解除疾病带来的困扰，增强自信心。

闭经

症状分析

1. 闭经妇科疾病中常见的症状，分为原发性闭经和继发性闭经两种，是指女子年满 18 岁、月经尚未来潮或月经周期已建立后又中断超过 6 个月以上的现象。

2. 中医认为闭经的原因有先天不足、体弱多病，或多产过劳、肾气不足、精亏血少，大病、久病、产后失血，或脾虚生化不足、冲任血少，或情志失调、精神过度紧张，或受刺激、气血郁滞不行，或肥胖之人多痰多湿、痰湿阻滞、冲任失调等。

秘 方

尖花汤

材料易得 / 制作时间短

材料 / 酒川芎、酒丹参各 15 克，两头尖 10 克，凌霄花、茜草根、茺蔚子、延胡索、酒当归各 6 克，艾叶 5 克，炙甘草 3 克。

制法 / 将上药以水煎煮，取药汁。

用法 / 每日 1 剂，分 2 次服用。

功效 / 活血通络。用于辅助治疗瘀血阻滞型闭经。

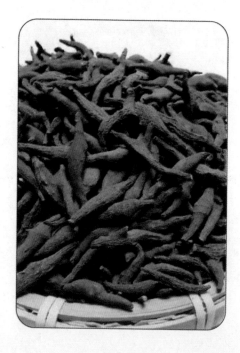

两头尖

薏苡仁根方

材料少 / 制作时间短

材料 / 薏苡仁根 30 克。

制法 / 薏苡仁根用水煎煮，滤渣，取汁。

用法 / 每日 1 剂，分 2 次服，连服 3 日。

功效 / 适用于辅助治疗闭经。

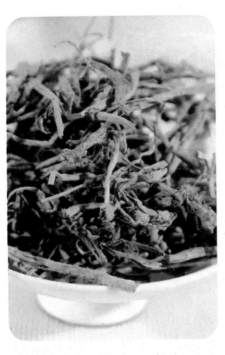

薏苡仁根

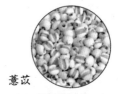

薏苡

丹参琥珀方

材料少 / 制作时间短

材料 / 丹参 20~30 克，琥珀 3 克。

制法 / 将琥珀研成粉末，丹参水煎取汁。

用法 / 丹参汤送服药粉。每日 1 剂，连服 3~5 日。

功效 / 适用于辅助治疗闭经。

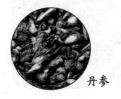

丹参

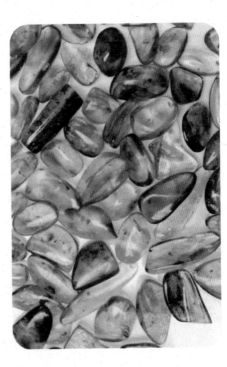

琥珀

月经不调

症状分析

1. 月经不调，是妇科常见疾病，表现为经期、经色、经量发生变化或者闭经、痛经、崩漏等。

2. 中医认为月经周期的异常多与脏腑功能紊乱有关，经量的多少与气血的虚实有关。月经不调是难以受孕的信号。

秘 方

荠菜汤

材料少 / 制作时间短

材料 / 新鲜带根荠菜 500 克。

制法 / 新鲜荠菜洗净，切碎，放入砂锅中加适量水，用中火煮沸即可。

用法 / 饮服，每日 1 次，约 500 毫升。

功效 / 适用于缓解月经过多、产后流血、流产出血等症。

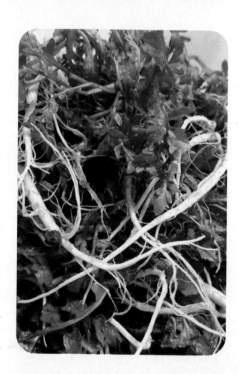

荠菜

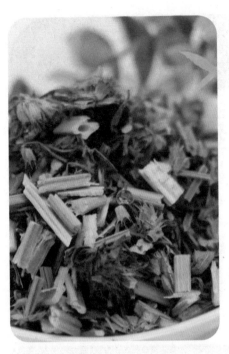

当归益母茶

材料少 / 制作时间短

材料 / 当归15克，益母草30克。

制法 / 将上药共制粗末，放入杯中，用沸水冲泡，加盖焖泡30分钟左右。

用法 / 代茶饮用，每日1剂。

功效 / 具有补血活血、调经止痛的功效。适用于缓解气滞血瘀、偏于血瘀型的闭经、痛经等症。

益母草

安经汤

材料易得 / 制作时间短

材料 / 当归身4.5克，生地黄、黄芩、香附各3克，白芍、生姜汁、炒黄连各2.4克，川芎、艾叶、阿胶珠、甘草、黄柏、知母各1.5克。

制法 / 将上药以水煎煮，取药汁。

用法 / 每日1剂，分2次服用，每次100毫升。空腹时服用。

功效 / 养阴清热，和血调经。适用于调理阴虚血热型月经先期。

阿胶珠

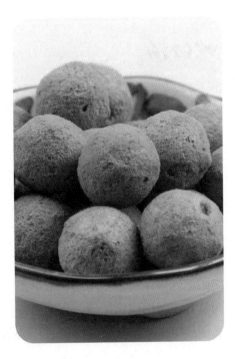

外阴瘙痒

症状分析

1. 外阴瘙痒不是病症，而是妇科疾病中很常见的一种症状，原因多样。

2. 外阴瘙痒多发生于阴蒂、小阴唇，也可波及大阴唇、会阴和肛周。多为阵发性发作，一般夜间重。

3. 中医认为这种症状的产生多为脾虚生湿、湿盛下注，或肝经湿热下注，或肝肾不足、精亏血虚、生风化燥。

秘 方

蛇白汤

材料易得 / 制作时间短

材料 / 蛇床子、白鲜皮、黄柏各50克，荆芥、防风、苦参、龙胆草各15克，薄荷1克（后下）。

制法 / 将上药以水煎煮。

用法 / 外用熏洗，每日2次。10~15日为1个疗程。

功效 / 适用于缓解外阴瘙痒，如阴道内瘙痒可熏洗阴道；带下多而黄者，黄柏用量加倍；有滴虫或真菌感染者，苦参用量加倍。

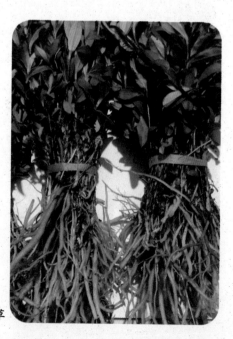
龙胆草

知柏地黄汤

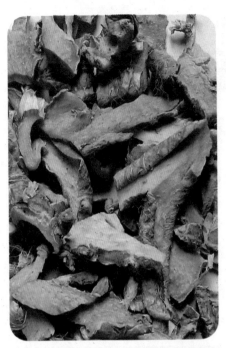

知母

材料易得 / 制作时间短

材料 / 山药、山茱萸各 12 克，黄柏、知母各 60 克，茯苓、牡丹皮、泽泻各 9 克，熟地黄 24 克。

制法 / 水煎 2 次，取汁 200 毫升。

用法 / 每日 1 剂，分 2 次服用，每次服 100 毫升。

功效 / 适用于由肝肾阴虚引起的外阴瘙痒症。

当归饮

材料易得 / 制作时间短

材料 / 白芍 25 克，当归、生地黄、白蒺藜各 20 克，川芎、防风、制首乌、荆芥各 15 克，黄芪 30 克，甘草 10 克。

制法 / 水煎 2 次，取汁 200 毫升。

用法 / 每日 1 剂，分 2 次服用，每次服 100 毫升。

功效 / 适用于缓解血虚生风型外阴瘙痒。

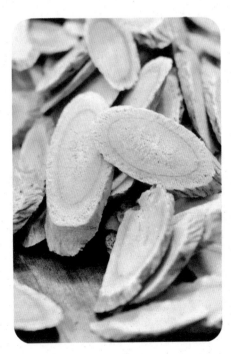

黄芪

盆腔炎

症状分析

1. 盆腔炎是女性内生殖系统的常见病、多发病。是指发生在女性生殖器及周围结缔组织、盆腔腹膜的炎症。

2. 盆腔炎分急性和慢性。急性盆腔炎发作迅速，常表现为高热、寒战、头痛、食欲不振和下腹疼痛明显。慢性盆腔炎大多时症状不典型，主要临床表现为月经紊乱、白带增多、腰腹疼痛及不孕等，如已形成慢性附件炎，则可触及肿块。

秘 方

皂角刺粥

材料少 / 制作时间短

材料 / 皂角刺 30 克，大枣 10 克，粳米 1 小碗。

制法 / 将皂角刺、大枣加水煎半个小时以上，去渣取药液 300 毫升，加入粳米，用文火煎熬成粥即可。

用法 / 每日 1 剂，早、晚各服用 1 次。

功效 / 适用于辅助治疗盆腔炎。

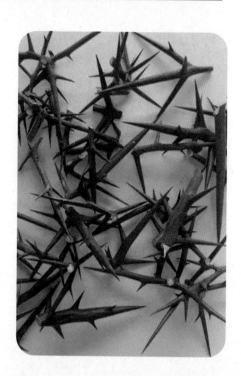

皂角刺

油菜籽方

材料少 / 制作时间短

材料 / 油菜籽60克，肉桂、醋、黄酒各适量。

制法 / 将油菜籽炒香，与肉桂一起研为细末，醋糊为丸，如龙眼核大。

用法 / 用温黄酒送服。每次1~2丸，每日1~2次。

功效 / 适用于盆腔炎气滞血瘀者。

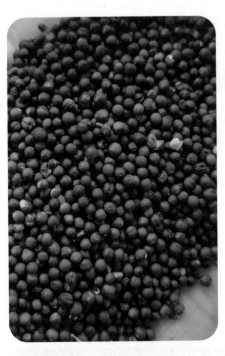

油菜籽

山楂佛手方

材料少 / 制作时间短

材料 / 山楂30克，佛手15克。

制法 / 将上药加水煎煮，滤渣取汁。

用法 / 每次7毫升，每日2次，连用1周。

功效 / 化瘀解毒，清热。适用于辅助治疗湿热所致的盆腔炎。

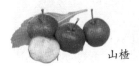

山楂

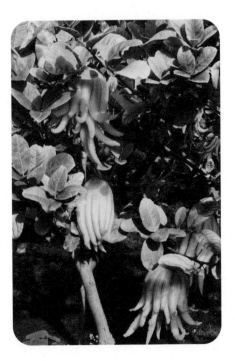

佛手

民

间

实

用

祖

传

秘

方

：

彩

图

版

乳腺炎

症状分析

1. 乳腺炎一般为化脓性细菌入侵乳腺引起的乳腺炎性病变，是引起产后发热的原因之一，最常见于哺乳期妇女，尤其是初产妇。

2. 症状主要表现为乳房结节硬块、红肿疼痛、排乳不畅，腋下淋巴结肿大，伴发热、日久局部化脓跳痛。

秘 方

豆腐大飞扬草汤

材料少／制作时间短

材料／豆腐200克，大飞扬草15克（鲜品30克），盐适量。

制法／将豆腐切块，加药材及水适量，煮汤，加盐调味即可。

用法／喝汤吃豆腐，每日1剂，分2~3次服食。

功效／清热解毒，通乳止痛。适用于产妇排乳不畅、乳房胀痛、急性化脓性乳腺炎早期等。

备注／化脓者应到医院就医。

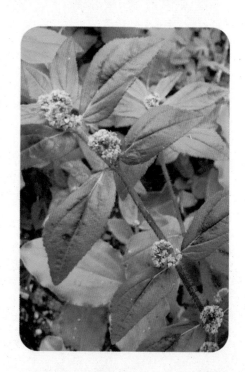

大飞扬草

154

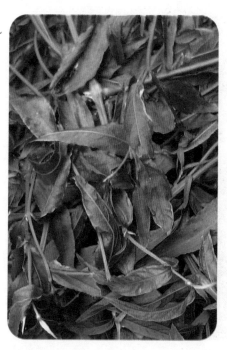

消化汤

材料易得 / 制作时间短

材料 / 金银花 60 克，当归 30 克，紫背天葵 15 克，天花粉、生甘草各 9 克，通草 3 克。

制法 / 将上药以水煎煮，取药汁。

用法 / 每日 1 剂，分 2 次服用。

功效 / 清热解毒，活血消痛。适用于辅助治疗热毒内盛（化脓期）乳腺炎。

紫背天葵　　　天花粉

牛膝归尾粥

材料少 / 制作时间短

材料 / 牛膝、归尾各 10 克，粳米 100 克，白砂糖 20 克。

制法 / 将牛膝切 3 厘米长的段，归尾洗净，粳米淘净。将粳米、牛膝、归尾同放锅内，加水适量，置武火上烧沸，改用文火煮 35 分钟，放入白砂糖即可。

用法 / 佐餐食用。

功效 / 消炎，止痛。适用于辅助治疗乳腺炎。

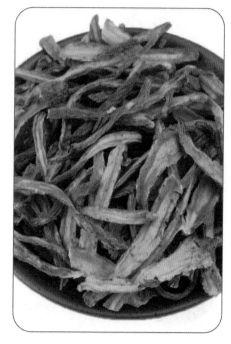

归尾

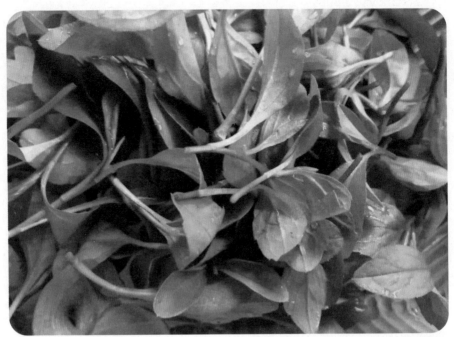

马兰鲜叶

马兰根方

材料少 / 制作时间短

材料 / 马兰根 90 克，马兰鲜叶、米酒各适量。

制法 / 马兰根水煎，马兰鲜叶加米酒捣烂。

用法 / 饮服马兰根药汤，捣烂的马兰叶敷于患处（不可敷乳头）。

功效 / 适用于辅助治疗急性乳腺炎。

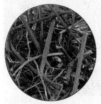

马兰根

乳腺增生

症状分析

1. 乳腺增生是一种乳腺组织的良性增生，是女性常见的乳房疾病之一。

2. 乳腺增生的主要病征：起初为游慢性胀痛，触痛以乳房外上侧及中上部最为明显，每月月经前疼痛加剧，行经后疼痛减退或消失。严重者经前经后均呈持续性疼痛。有时疼痛向腋部、肩背部、上肢等处放射。

秘 方

木香当归敷方

材料易得 / 制作时间短

材料 / 蒲公英、木香、当归、白芷、薄荷各30克，紫花地丁、瓜蒌、黄芪、郁金各18克，麝香0.4克。

制法 / 将上药研细末。

用法 / 用乙醇清洗肚脐后擦干，填塞药粉0.5克，用棉花轻柔按压，胶布固定。3日换药1次，8次为1个疗程。

功效 / 适用于辅助治疗乳腺增生症。

备注 / 月经过多及功能性出血者忌用。

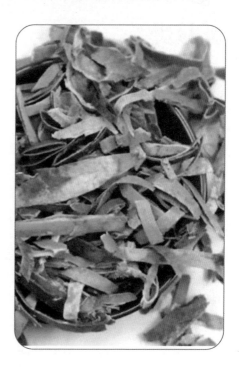

瓜蒌

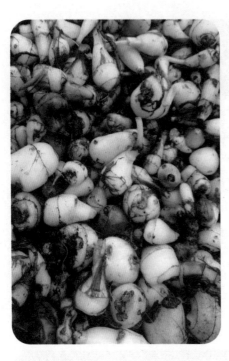

山慈菇

蜂房汤

材料易得 / 制作时间短

材料 / 露蜂房、山慈菇、郁金、青皮、柴胡、橘叶各 10 克，贝母、香附各 12 克，夏枯草 25 克。

制法 / 将上药以水煎煮，取药汁。

用法 / 每日 1 剂，分 2 次服用。

功效 / 疏肝化痰，软坚散结。适用于辅助治疗乳腺增生。

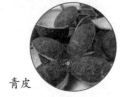

青皮

乳核饮

材料易得 / 制作时间短

材料 / 柴胡、白芍、香附、郁金各 12 克，青皮、丹参、三棱各 9 克，夏枯草、生牡蛎各 30 克（先煎），白花蛇舌草、黄芪各 15 克

制法 / 将上药以水煎煮，取药汁。

用法 / 每日 1 剂，分 2 次服用。

功效 / 疏肝理气，活血化瘀，消痰散结。适用于辅助治疗气滞血瘀、气阻痰凝型乳腺增生。

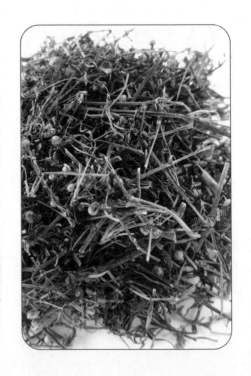

白花蛇舌草

不孕症

症状分析

　　1. 不孕是指女性一年以上未采取任何避孕措施，性生活正常而没有成功妊娠。

　　2. 不孕症可分为原发不孕和继发不孕。原发不孕为从未受孕，继发不孕为曾经怀孕以后又不孕。不同病因导致的不孕症，可能伴有相应病因的临床症状。

　　3. 中医认为，气血不足、肾阳不足、肝郁气滞等是造成不孕的原因。

秘　方

并提汤

　　材料易得 / 制作时间短

　　材料 / 熟地黄、巴戟天（盐水浸）、土炒白术各30克，人参、黄芪各15克，山茱萸9克，枸杞子6克，柴胡1.5克。

　　制法 / 将上药以水煎煮，取药汁。

　　用法 / 每日1剂，分2次服用。

　　功效 / 能补肾气，兼补脾胃。适用于辅助治疗因肾气（阳）不足所致不孕症。

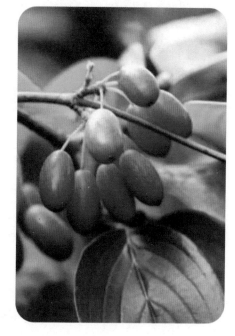

山茱萸

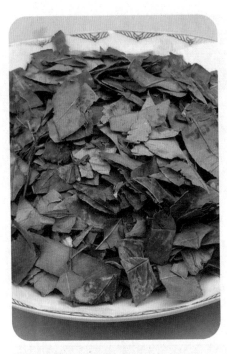

石楠叶

苍附导痰汤加减方

材料易得 / 制作时间短

材料 / 苍术、制南星、石楠叶各9克，香附、杜仲、淫羊藿各10克，陈皮6克，茯苓15克，制半夏12克。

制法 / 将上药以水煎煮，取药汁。

用法 / 每日1剂，分2次服用。

功效 / 燥湿化痰，理气调冲。适用于辅助治疗痰湿内阻型不孕症。

灵脂白芷方

材料少 / 制作时间短

材料 / 五灵脂、白芷各6克，麝香0.3克，盐适量。

制法 / 将上药共研细末。

用法 / 将药末填敷脐孔，再用大豆大小的艾炷21壮连续灸至腹部温暖为度，5天后再灸1次。

功效 / 活血化瘀，散寒调经。适用于辅助治疗瘀阻胞络、虚寒凝滞之不孕症，症见月经后期量少色黑多块、小腹刺痛等。

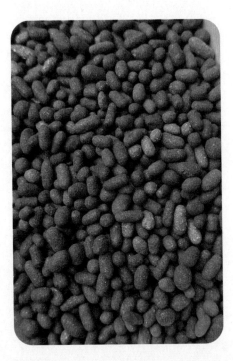

五灵脂

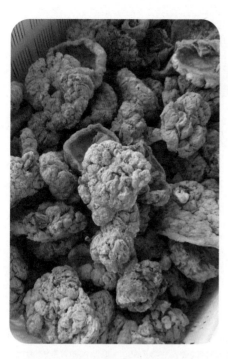

紫河车

紫河车丸

材料少 / 制作时间短

材料 / 紫河车2具，白酒、米酒各适量。

制法 / 将紫河车洗净至清汁流出为止，以白酒煮烂，捣烂成泥，炼蜜成丸，梧桐子大小。

用法 / 用米酒送服，每日10克，每日2次。

功效 / 适用于辅助治疗女性不孕症、子宫发育不全或肾虚者等。

开郁种玉汤

材料易得 / 制作时间短

材料 / 酒洗当归、土炒白术各150克，酒炒白芍30克，酒炒香附、酒洗牡丹皮、茯苓（去皮）各9克，花粉6克。

制法 / 将上药以水煎煮，取药汁。

用法 / 每日1剂，分2次服用。

功效 / 能解肝脾心肾四经之郁，开胞胎之门，对不孕症有一定的疗效。

酒炒香附

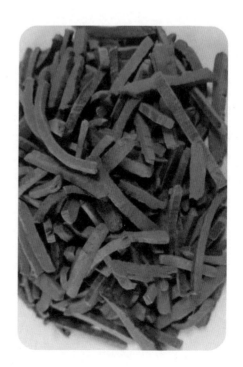

更年期综合征

症状分析

1. 更年期综合征，是由卵巢功能减退、身体功能亢进、自主神经功能紊乱导致的临床综合征。

2. 临床症状表现为心悸胸闷、出汗潮热、情绪不稳、忧郁失眠、四肢乏力、性交不适、月经紊乱、面现皱纹、肌肉疼痛、体重增加及肥胖、血压升高等。

秘　方

健脾温肾丸

材料易得 / 制作时间短

材料 / 党参、炒白术、山药各12克，菟丝子、熟地黄、枸杞子各10克，巴戟天9克，吴茱萸、陈皮各6克，砂仁（后下）3克。

制法 / 将上药以水煎煮，取药汁。

用法 / 每日1剂，分2次服用。

功效 / 健脾温肾。适用于辅助治疗脾肾阳虚型更年期综合征。

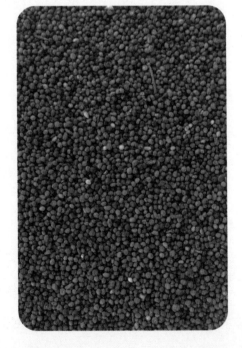

菟丝子

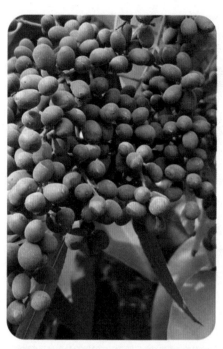

六味地黄汤

材料易得 / 制作时间短

材料 / 生地黄 15 克，生白芍、茯苓、潼蒺藜各 12 克，女贞子、泽泻、杜仲各 10 克，山茱萸、牡丹皮、当归、麦冬各 9 克。

制法 / 将上药以水煎煮，取药汁。

用法 / 每日 1 剂，分 2 次服用。

功效 / 补肾养阴。适用于肾阴不足型更年期综合征。

女贞子

益肾平肝方

材料易得 / 制作时间短

材料 / 生地黄、麦冬、烟龙齿（先煎）各 12 克，山药、菟丝子、枸杞子、淮蒺藜、钩藤、生栀子各 10 克，山茱萸、牡丹皮、当归、龟甲胶（烊冲）各 9 克。

制法 / 将上药以水煎煮，取药汁。

用法 / 每日 1 剂，分 2 次服用。

功效 / 益肾平肝。适用于肾虚肝旺型更年期综合征。

烟龙齿

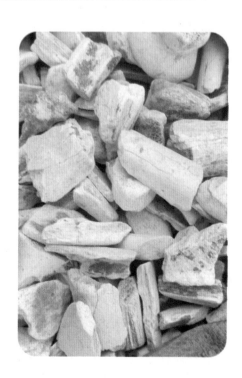

女性性冷淡

症状分析

1. 女性性冷淡指的是女性对性生活缺乏兴趣或是性欲减退。

2. 女性性冷淡的原因可分为功能性和器质性两大类。功能性的原因大多数和性中枢受到抑制、脊髓功能紊乱有密切关系。女性性冷淡临床表现在心理和生理两方面。

秘 方

左归丸

材料易得 / 制作时间短

材料 / 菟丝子、龟板胶(烊化)、怀牛膝、麦冬、女贞子、墨旱莲各30克，熟地黄、山药各20克，山莱英、枸杞子各10克。

制法 / 水煎2次，取汁200毫升。

用法 / 每日1剂，每次服100毫升，分2次服用。

功效 / 滋补肾阴，提高性欲。适用于缓解肾阴亏虚型性冷淡。

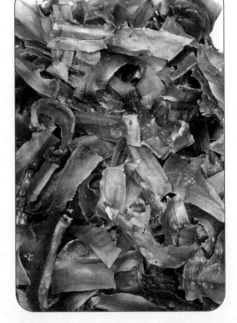
龟板胶

红参蛤蚧苁蓉酒

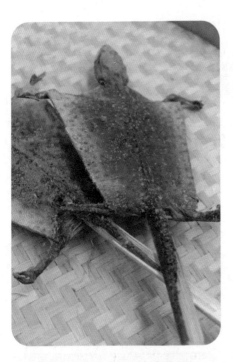

材料少 / 制作时间短

材料 / 红参20克，蛤蚧1对，肉苁蓉50克，米酒1000毫升。

制法 / 将上药浸入1000毫升米酒内，密封1周。

用法 / 取酒，适量饮用。

功效 / 滋用补肾，可有效提高性欲。适用于女子性冷淡。

备注 / 暑热天不宜饮用。

蛤蚧

复方苁蓉螵蛸汤

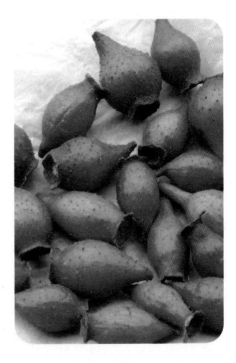

材料易得 / 制作时间短

材料 / 菟丝子、肉苁蓉、女贞子各20克，枸杞子、覆盆子、山茱萸、金樱子、鹿角霜各15克，车前子、韭菜籽、桑螵蛸、蛇床子各10克，五味子6克。

制法 / 将上药以水煎煮，取药汁。

用法 / 每日1剂，分2次服用。

功效 / 提高性功能。适用于缓解女性性冷淡。

金樱子

产后缺乳

症状分析

1.产后缺乳指的是产妇在哺乳时乳汁甚少或全无，不足够甚至不能喂养婴儿的病症。

2.临床表现因缺乳程度和情况各不相同：有的开始哺乳时乳汁缺乏，以后稍多但仍不充足；有的全无乳汁；有的正常哺乳，突然高热或七情过极后乳汁骤少，不足够喂养婴儿。

秘 方

赤包根方

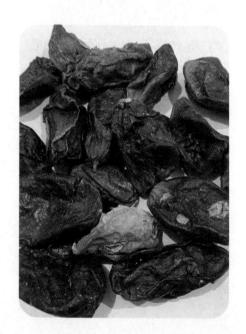

材料少 / 制作时间短

材料 / 赤包根60克。

制法 / 将赤包根碾成细末。

用法 / 每次取2~3克，每日2次，用开水调服。

功效 / 适用于辅助治疗产后乳汁不下。

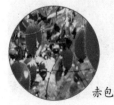

赤包　　　　　　赤包根

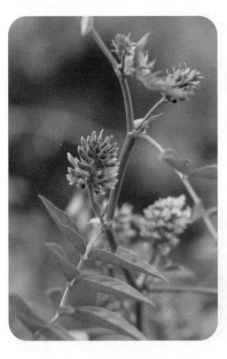

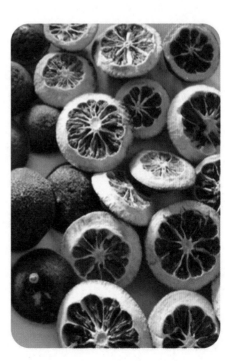

涌泉酒

材料易得／制作时间短

材料／王不留行、甘草各10克，天花粉9克，当归7克，穿山甲（炙黄）5克，料酒适量。

制法／将上药共研细末，入料酒煎煮。

用法／每日取适量佐餐饮用。

功效／和血通经。适用于辅助治疗产后乳汁不通。

甘草　　　　王不留行

桔梗茯苓方

材料易得／制作时间短

材料／桔梗45克，茯苓10克，芍药、当归、枳壳各6克，人参（单瓶）、川芎、甘草各3克

制法／将上药以水煎煮，取汁。

用法／每日1剂，分2次服用。

功效／补气活血，通络下乳。适用于辅助治疗产后缺乳。

当归　　　　枳壳

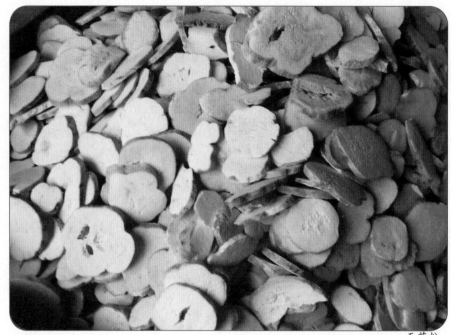

天花粉

天花粉方

材料少 / 制作时间短

材料 / 天花粉 20~30 克，赤小豆适量。

制法 / 天花粉炒黄，研末；赤小豆煎汤。

用法 / 每次取药粉 5~6 克，与赤小豆汤调匀服下，每日 2 次。

功效 / 适用于缓解产后乳汁不足。

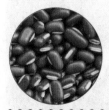

赤小豆

第七章 男科病

随着时代的发展，生活节奏的加快，男性生殖健康的问题渐渐凸显。及时地干预和调理，可以提升生活质量和工作效率。本章针对一些男性朋友关心的问题，选取了能有效防治常见男科疾病的秘方。

遗精

症状分析

1. 是指因脾肾亏虚、精关不固或火旺湿热等以不因性生活而精液频繁、遗泄为临床症状的疾病。

2. 成年未婚男子或婚后夫妻分居等长期无性生活者，一月发生遗精 1~2 次属正常生理现象。如每周 2 次以上或清醒时流精，并伴有头昏、精神萎靡、腰腿酸软、失眠等症，则属病态。

秘 方

丝瓜花莲子饮

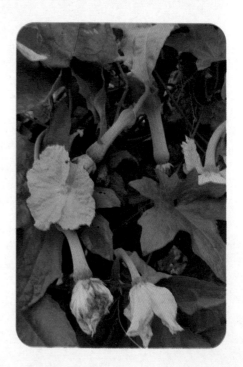

材料少 / 制作时间短

材料 / 丝瓜花 10 克，莲子 30 克。

制法 / 丝瓜花和莲子水煎。

用法 / 每日 2~3 次。

功效 / 适用于辅助治疗遗精。

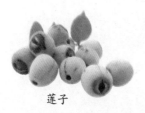

莲子　　　　　　丝瓜花

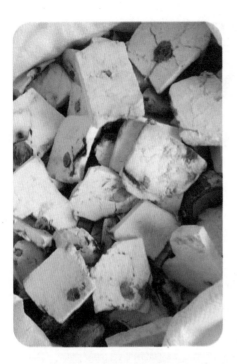

生地天冬方

材料易得 / 制作时间短

材料 / 首乌藤、牡蛎各30克，生地黄20克，天冬、麦冬、山茱萸各10克，党参、茯神、远志各8克，甘草6克，黄连、肉桂各3克。

制法 / 将上药以水煎煮，取药汁。

用法 / 每日1剂，晚上服用。

功效 / 滋阴降火，交通心肾。适用于辅助治疗心肾不交所致遗精。

茯神

豆叶藕汁

材料少 / 制作时间短

材料 / 扁豆叶15克，莲藕90克。

制法 / 扁豆叶和莲藕水煎。

用法 / 每日1剂，分2次服。

功效 / 适用于辅助治疗遗精。

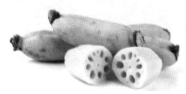

扁豆叶

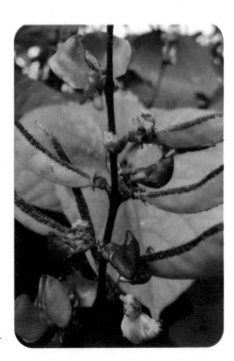

早泄

症状分析

1.早泄是指性交过程中射精过早，是男子性功能障碍中常见的症状。

2.早泄绝大多数受大脑病理性兴奋或脊髓中枢兴奋增强影响，少数为器质性疾病引起。

3.中医认为，早泄多为肾气亏虚、精关不固、心肝火旺所致，因此，治疗时应注意补肾益气、固摄涩精、清肝泻火、清利湿热。

秘　方

益气补肾方

材料少 / 制作时间短

材料 / 人参30克，核桃30个（取仁）。

制法 / 将人参切片，与核桃仁同入锅中，加水适量，用文火煎煮1小时即可。

用法 / 代茶饮，每日服2次。

功效 / 益气补肾。适用于辅助治疗肾气虚之早泄。

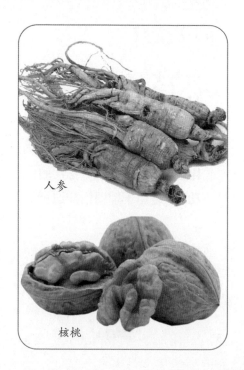

人参

核桃

安神汤

材料少 / 制作时间短

材料 / 石莲肉 12 克，麦冬、远志、芡实各 6 克，人参（单煎）、甘草、莲须各 3 克。

制法 / 将上药以水煎煮，取药汁。

用法 / 每日 1 剂，分 2 次服用。

功效 / 养心安神。适用于辅助治疗早泄。

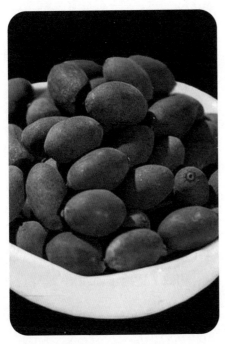

石莲

芡实

珍珠母补益方

材料易得 / 制作时间短

材料 / 珍珠母 60 克，龙骨 30 克，女贞子、熟地黄各 15 克，白芍 12 克，酸枣仁 9 克，五味子 6 克。

制法 / 将上药以水煎煮，取药汁。

用法 / 每日 1 剂，分 2 次服用。

功效 / 育阴潜阳，养血安神，益肾固精。适用于辅助治疗肝肾不足、心神不宁之早泄。

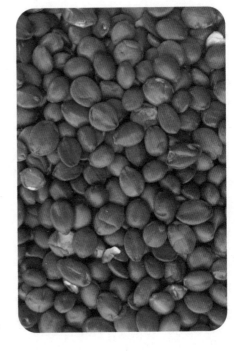

酸枣仁

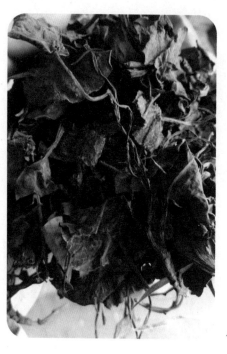

鹿衔草

鹿衔草淫羊藿方

材料少 / 制作时间短

材料 / 鹿衔草、淫羊藿各30克，三枝九叶草20克，白活2500毫升。

制法 / 将上药以水煎煮，取药汁。

用法 / 每日1剂，分3次服用。或将5剂浸泡于白酒中，早、晚各1次，每次100毫升。

功效 / 适用于辅助治疗早泄，阳痿。

固精方

材料易得 / 制作时间短

材料 / 豆蔻、五倍子各6克，焦白术、罂粟壳各12克，金樱子、海金沙、龙骨（先煎）、牡蛎（先煎）各9克，竹叶3克。

制法 / 将上药以水煎煮，取药汁。

用法 / 每日1剂，分2次服用。

功效 / 固肾涩精、健脾助胃。适用于辅助治疗早泄。

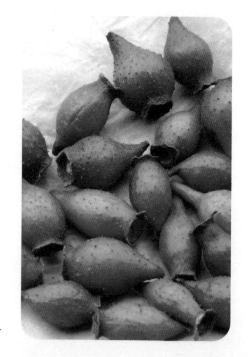

金樱子

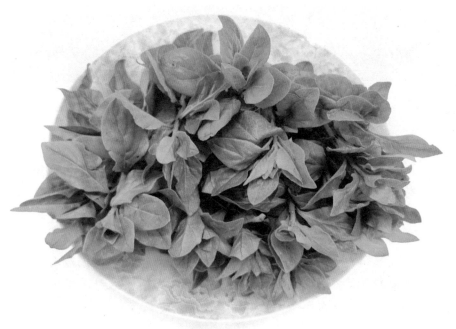

枸杞鲜叶

枸杞叶羊肾汤

材料少 / 制作时间短

材料 / 枸杞鲜叶 250 克，羊肾 1 对，生姜 3 片，醋、葱白各适量。

制法 / 羊肾剖开去筋膜洗净切片，再与其他 4 味一起煮汤。

用法 / 每日 1 剂，佐餐食用。

功效 / 补肾、益精。对腰酸、阳痿有一定的疗效。

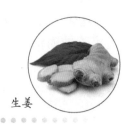

生姜

前列腺炎

症状分析

1. 前列腺炎是青壮年男性的常见疾病，指前列腺特异性和非特异感染所致的急慢性炎症，可出现全身或局部症状。

2. 可分为急性前列腺炎和慢性前列腺炎。其中，急性前列腺炎是由细菌感染而引起的前列腺炎症。

3. 急性前列腺炎发病常突然，表现为寒战、发热、疲乏无力等全身症状，伴有会阴部和耻骨上疼痛，甚至急性尿潴留。慢性前列腺炎多有疼痛和排尿异常等症状。

秘 方

复方地虎汤

材料易得 / 制作时间短

材料 / 黄芪30克，地龙、虎杖、莱菔子、穿山甲各20克，木通、车前子各15克，甘草10克。

制法 / 将上药以水煎煮，取药汁。

用法 / 每日1剂，分2次服用。

功效 / 清热利湿，化浊通淋。适用于辅助治疗慢性前列腺炎湿热内蕴，浊瘀阻滞，小便余沥，终末滴白，少腹、会阴、腰部不适。

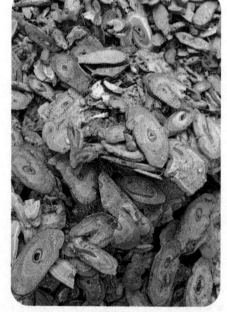

虎杖

灯心花苦瓜汤

材料少 / 制作时间短

材料 / 灯心花6扎，鲜苦瓜200克。

制法 / 苦瓜洗净，去除瓤和籽，切小段，与灯心花一同放进砂锅内，加入适量清水煎汤。

用法 / 饮汤。

功效 / 适用于辅助治疗急性前列腺炎。

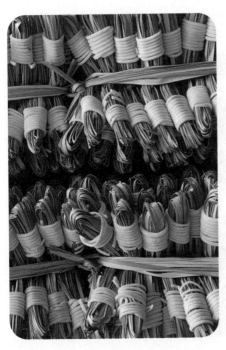

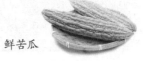

灯心花　　　　鲜苦瓜

劳淋汤

材料少 / 制作时间短

材料 / 生芡实90克，生山药30克，知母、阿胶（烊化）、生白芍各9克。

制法 / 将上药以水煎煮，取药汁。

用法 / 每日1剂，分2次服用。

功效 / 滋肾清热。用于辅助治疗阴虚火旺型前列腺炎。

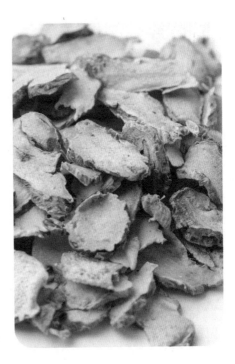

阿胶　　　　　知母

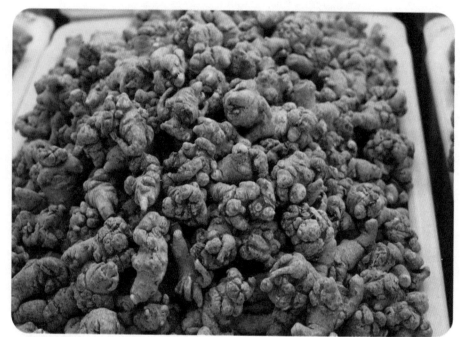

三七

三七方

材料少／制作时间短

材料／三七3克。

制法／将三七研成末。

用法／三七末用白开水送服，隔日1次。

功效／适用于辅助治疗慢性前列腺炎。

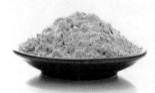

三七粉

不育症

症状分析

1. 不育症是指育龄夫妇婚后有正常性生活，在 1 年或更长时间内，未采取避孕措施也未生育的症状。已婚夫妇中不育者占 15%，其中男性不育症的发病率占 30%。

2. 可分为性功能障碍和性功能正常两类。性功能正常不育症依据精液分析结果，可进一步分为无精子症、少精子症、弱精子症、精子无力症和精子数正常性不育。

秘　方

益肾填精汤

材料易得 / 制作时间短

材料 / 熟地黄、黄芪各 15 克，菟丝子 12 克，枸杞子、覆盆子、山茱萸、巴戟天、淫羊藿、肉苁蓉、韭菜籽、全当归各 10 克，紫河车 6 克。

制法 / 将上药以水煎煮，取药汁。

用法 / 每日 1 剂，分 2 次服用。

功效 / 益肾填精，补气养血。适用于辅助治疗男性不育症。

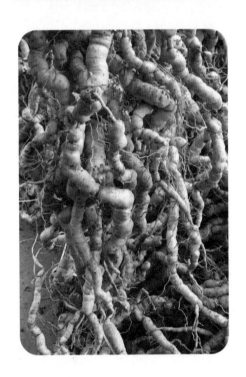

巴戟天

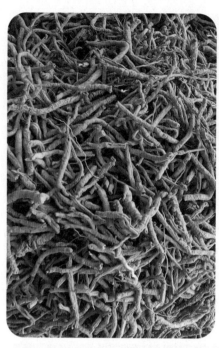

远志

回春汤

材料易得 / 制作时间短

材料 / 生地黄 12 克，山莱萸、山药、枸杞子、桑椹、菟丝子、远志各 10 克。

制法 / 将上药以水煎煮、取药汁。

用法 / 每日 1 剂，分 2 次服用。

功效 / 溢阴补肾。适用于辅助治疗精液异常所致的男性不育症。

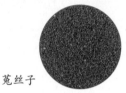

菟丝子

四物羊肾汤

材料易得 / 制作时间短

材料 / 肉苁蓉 12 克，枸杞子、熟地黄各 10 克，巴戟天 8 克，羊肾 2 对，盐适量。

制法 / 将羊肾剖开去筋膜，洗净切块，与另 4 味药一同入锅，水煎 1 小时，加盐调味即可。

用法 / 吃肉喝汤，每日 1 剂。

功效 / 补肾壮阳。可辅助治疗男性不育症。

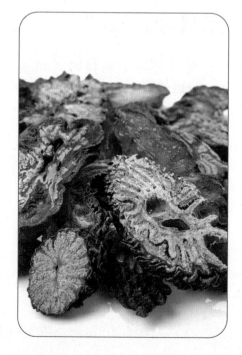

肉苁蓉

男性性欲低下

症状分析

1. 男性性欲低下一般指男子性行为表达水平降低和性活动能力减弱，性欲受到不同程度抑制的状态。

2. 引起男性性欲低下的原因颇为复杂，以器质性病变和功能性病变为主。大多数为功能性病变，其中大脑皮质的功能紊乱最为常见。

秘 方

参芪茯苓汤

材料易得 / 制作时间短

材料 / 黄芪、党参、茯苓各20克，白术、酸枣仁、当归、龙眼肉各15克，龙骨（先煎）10克，远志、芡实、木香、肉桂各5克，甘草3克。

制法 / 将上药以水煎煮，取药汁。

用法 / 每日1剂，分2次服用。

功效 / 补益心脾，益气固精。适用于辅助治疗男性性欲减退症。

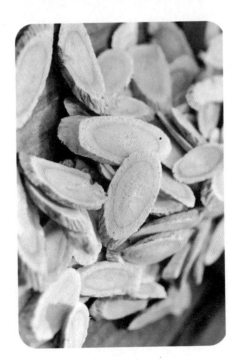

黄芪

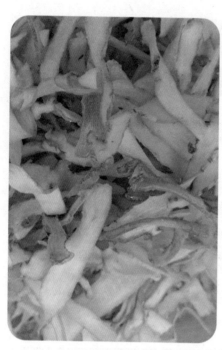

玉竹

海狗肾人参散

材料少 / 制作时间短

材料 / 海狗肾2具，人参10克，黄芪、玉竹、白术、白茯苓各9克，陈皮6克，沉香3克。

制法 / 将上药共研细末。

用法 / 每次服6~12克，每日2次，温开水或白酒送服。

功效 / 适用于气虚、体弱、阳痿。可改善男性性欲低下症状。

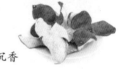

沉香

熟地黄山药菟丝汤

材料易得 / 制作时间短

材料 / 熟地黄12克，山药、山茱萸、菟丝子、巴戟天、淫羊藿、仙茅、茯苓、阳起石、锁阳、肉苁蓉、鹿角片各9克。

制法 / 将上药以水煎煮，取药汁。

用法 / 每日1剂，分2次服用。

功效 / 温壮肾阳，滋补肾阴。适用于缓解男性性欲低下症。

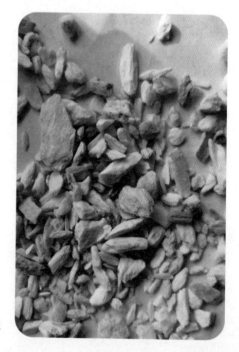

阳起石

第八章 亚健康症状

亚健康是介于健康和疾病之间的一种状态，主要表现以个人主观感受为主，错综复杂。处于亚健康状态的人，通常会出现失眠多梦、焦虑心烦、头晕目眩、精神抑郁、疲劳嗜睡、免疫力低下等症状。

失眠多梦

症状分析

1. 失眠多梦是指入睡困难、深睡眠期时间短、睡眠质量差并伴有梦境等现象。

2. 中医认为，此症主要由脏腑功能紊乱、气血不足、情志损伤、阴血亏虚、痰热内扰肝胆、劳累过度、饮食失节等引起。

秘 方

归脾汤

材料易得 / 制作时间短

材料 / 太子参、白术、茯苓、酸枣仁、黄芪、枳壳、当归、远志各12克，生牡蛎30克，生大黄、甘草各3克。

制法 / 将上药加水煎煮，取药汁。

用法 / 每日1剂，分2次服用。

功效 / 改善失眠。

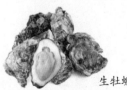

生牡蛎

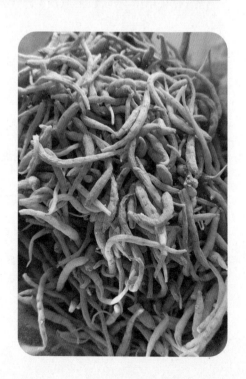

太子参

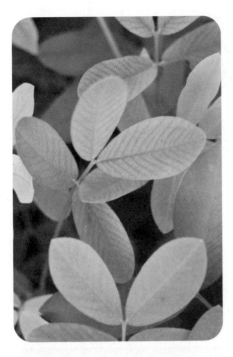
花生叶

花生叶水

材料少 / 制作时间短

材料 / 花生叶90克（干品30克）。

制法 / 花生叶加水煮20分钟。

用法 / 代茶饮。

功效 / 改善失眠症状。

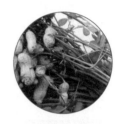

丹栀逍遥散

材料易得 / 制作时间短

材料 / 牡丹皮、栀子、柴胡、白术、当归、合欢皮、郁金各12克，白芍、茯神、首乌藤各15克，生龙骨（先煎）、生牡蛎（先煎）各30克，生大黄、甘草各3克。

制法 / 将上药用水煎煮，取药汁，复煎2次，合并煎液。

用法 / 每日3次，每次150毫升。

功效 / 可改善失眠。

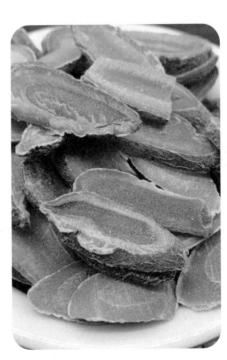
郁金

焦虑心烦

症状分析

1. 病理性焦虑是一类以紧张、害怕、扰忧为主的症状群，伴有明显的自主神经功能紊乱及运动性不安，常伴随主观痛苦感或社会功能受损。常感心烦，心中烦热郁闷。

2. 中医认为焦虑心烦多属于热证，多为肝火旺盛所致。

秘 方

菊香明日叶茶

材料少 / 制作时间短

材料 / 干菊花 4~5 朵，干明日叶 5 克，蜂蜜适量。

制法 / 将干菊花及干明日叶用清水洗净，挤干水分，然后将菊花和明日叶放入壶中，冲入热开水，静置，浸泡 5 分钟即可。

用法 / 可加蜂蜜随意饮。

功效 / 此茶对舒缓压力、抗紧张情绪有很好的缓解效果。

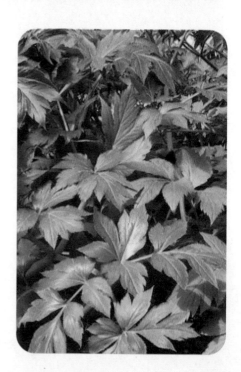

明日叶

茅根瘦肉汤

材料少 / 制作时间短

材料 / 鲜白茅根 150 克，猪瘦肉 250 克，调味品适量。

制法 / 将猪瘦肉洗净，切细丝，与白茅根一起加适量水煮熟，酌加调味品。

用法 / 食肉饮汤，可常服。

功效 / 清热，利湿，通淋。适用于温热所致的烦躁不安。

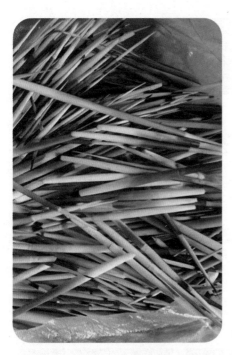

鲜白茅根

黄芪茉莉花茶

材料少 / 制作时间短

材料 / 黄芪 10 克，茉莉花 0.5 克。

制法 / 将黄芪、茉莉花用沸水冲泡，加盖闷泡 20 分钟左右。

用法 / 代茶温饮，每日 1~2 剂。

功效 / 具有松弛神经的作用，对于紧张情绪的人有稳定情绪的作用。

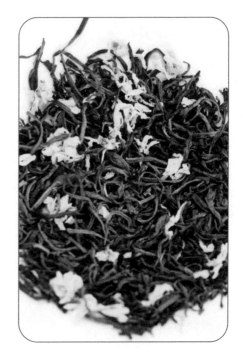

茉莉花茶

头晕目眩

症状分析

1.头晕是一种常见的脑部功能性障碍所产生的症状，主要表现为头昏、头胀、头重脚轻、脑内摇晃、眼花等。

2.引起头晕的原因有很多，常见于发热性疾病、高血压病、脑动脉硬化、颅脑外伤综合征、神经症等。

秘　方

补气养血方

材料易得 / 制作时间短

材料/ 茯神15克，党参、当归各12克，黄芪10克，炙甘草、远志、白术、酸枣仁各9克，龙眼肉10克，木香6克，生姜3片，大枣5颗。

制法/ 将上药以水煎煮，取药汁。

用法/ 每日1剂，早、晚分2次服用。

功效/ 补气养血。适用于缓解气虚血亏型头晕。

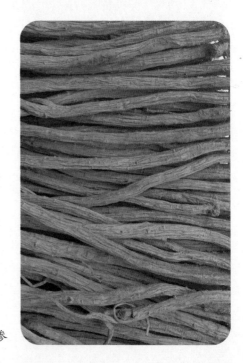
党参

夏枯草猪肉汤

材料少 / 制作时间短

材料 / 夏枯草 10 克，猪瘦肉 30~60 克。

制法 / 将上药加水适量，煮至肉熟即可。

用法 / 喝汤吃肉，每日 1 剂，每日 2 次。

功效 / 清肝火，散郁结。适用于缓解肝火盛引起的头晕。

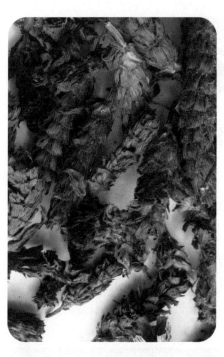

夏枯草

鹿茸双参方

材料少 / 制作时间短

材料 / 鹿茸、红参各 3 克，丹参 15 克，大枣 10 颗。

制法 / 将上药加水煎煮，滤渣取汁。

用法 / 温服，每日 1 次。

功效 / 适用于缓解老年人心跳缓慢、头晕、气短、乏力等。

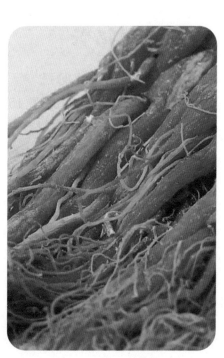

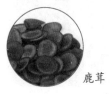

鹿茸   红参

精神抑郁

症状分析

1. 抑郁是"情绪病"，主要表现为情绪低落、悲观、思维迟钝、经常自责、食欲不好、睡眠质量差等。

2. 中医认为，抑郁主要由情志所伤、肝气郁结、肝失条达、五脏气机不和所引起。病变往往集中在肝、心、脾三脏，并表现为气血失调。

秘 方

麦冬煮鹌鹑蛋

材料少 / 制作时间短

材料 / 麦冬 20 克，鹌鹑蛋 15 个，白砂糖 30 克。

制法 / 将麦冬去心，洗净；鹌鹑蛋洗净入锅煮熟，去壳；将麦冬、鹌鹑蛋一同放入锅内，加水 800 毫升，武火烧沸，再改用文火煮 15 分钟，加入白砂糖即可。

用法 / 每日 1 次，单食或佐餐。

功效 / 对抑郁症有一定的疗效。

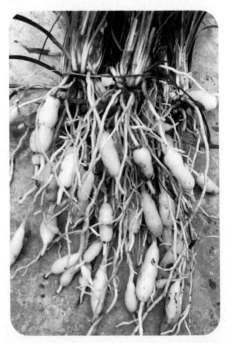

麦冬

甘麦大枣汤

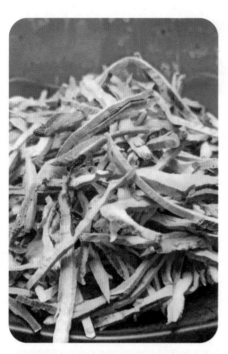

材料易得 / 制作时间短

材料 / 小麦30克，大枣5枚，酸枣仁15克，炙甘草、香附、柴胡、郁金、香橼皮各10克。

制法 / 将上药以水煎煮，取药汁。

用法 / 每日1剂，分3次服用。

功效 / 适用于久郁伤神者。

香橼皮

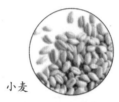

小麦

柴胡疏肝散

材料易得 / 制作时间短

材料 / 柴胡、陈皮（醋炒）各6克，香附5克，川芎、芍药、枳壳（炒）各3克。

制法 / 将上药以水煎煮，取药汁。

用法 / 每日1剂，分2次服用。

功效 / 有助于改善抑郁症。

备注 / 还适用于辅助治疗慢性肝炎、慢性胃炎。

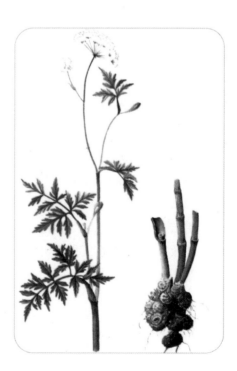

川芎

疲劳嗜睡

1. 疲劳，是最典型的亚健康症状。

2. 临床可表现为心情抑郁、焦躁不安、急躁易怒、情绪不稳、思绪混乱、精力无法集中、反应迟钝、记忆力下降等。

秘　方

驴肉豆豉汤

材料少／制作时间短

材料／黑驴肉 500 克，豆豉、黄酒、盐各适量。

制法／驴肉洗净，切块，入锅，加豆豉、黄酒、盐和适量的水，武火烧沸后改用文火，煮熟即可。

用法／饮汤食肉。

功效／补血益气。适用于缓解虚弱劳损、风眩、心烦。

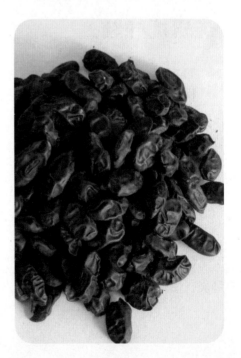

豆豉

天冬萝卜汤

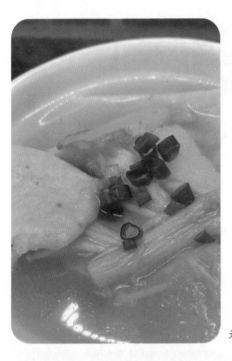

材料少 / 制作时间短

材料 / 天冬15克，白萝卜300克，鸡汤500毫升，调味品适量。

制法 / 将天冬洗净切厚片，水煎留汁备用；白萝卜洗净切丝。锅内放鸡汤，煮沸后将白萝卜丝放入，将煎好的天冬药汁加入，盖锅煮沸后加调味品即可。

用法 / 汤料同食。

功效 / 止咳祛痰，消食轻身。经常食用可增强抵抗力，消除疲劳。

天冬萝卜汤

八角莲鸡肉汤

材料少 / 制作时间短

材料 / 八角莲10克，鸡肉250克。

制法 / 八角莲与鸡肉一同加水炖汤。

用法 / 食肉饮汤。

功效 / 补气益血。适用于缓解体虚劳伤。

八角莲

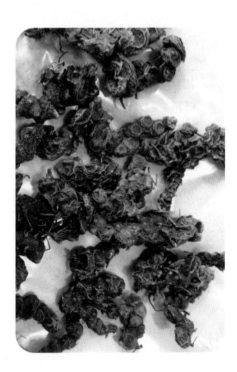

免疫力低下

症状分析

1. 免疫力是人体自身的防御机制，为人体识别和消灭外来侵入的任何异物（病毒、细菌等），处理衰老、损伤、死亡、变性的自身细胞以及识别和处理体内突变细胞和病毒感染细胞。

2. 免疫力低下的人易于被传染性疾病所感染或患癌症；免疫力超常也会产生对身体有害的结果，如引发过敏反应、自身免疫疾病等。

秘 方

芦笋西芹豆浆

材料少 / 制作时间短

材料 / 西芹20克，芦笋25克，黄豆60克，冰糖少许。

制法 / 黄豆用水浸泡一夜；芦笋洗净，切碎；西芹洗净切小粒。将准备好的食材放入榨汁机中，加入适量温开水，榨成汁，滤渣取汁放入锅中煮开，放少许冰糖。

用法 / 每天1杯。

功效 / 提高机体免疫力。

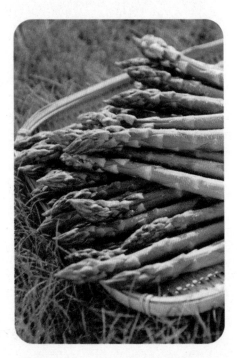

芦笋

燕麦枸杞子山药粥

材料少 / 制作时间短

材料 / 燕麦片 15 克，枸杞子 10 克，山药 20 克，粳米 80 克。

制法 / 将粳米洗净，山药去皮切小粒。锅中放入所有食材，加入适量清水煮开，用小火熬煮成粥。

用法 / 食粥。

功效 / 可清心安神，强筋骨，助五脏，提高免疫力。

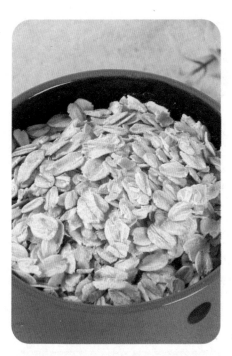

燕麦片

薏苡仁羊肉粥

材料少 / 制作时间短

材料 / 薏苡仁 60 克，羊肉 200 克，粳米 100 克，生姜丝、盐、味精各适量。

制法 / 把薏苡仁、羊肉及粳米洗净后，羊肉切片，共放入锅内，加适量水煮粥，加生姜丝、盐、味精调味。

用法 / 佐餐用。

功效 / 健脾补肾，益气补虚。可提高免疫力，适用于病后体虚。

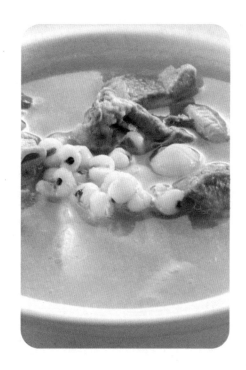

薏苡仁羊肉粥

手足冰凉

症状分析

1. 手足冰凉是机体亚健康的典型表现，和心脏血管异常有很大的关系。

2. 体型较瘦、虚寒体质者，生活节奏快、精神压力过大者，血糖太低或低血压者，女性等是手足冰凉的高发群体。中医认为，手足冰凉属于肾阳虚、心肾活力不足，气虚面弱或气血运行不畅。

秘 方

八珍汤

材料少 / 制作时间短

材料 / 熟地黄、川芎、人参、当归、白术、白芍、茯苓各9克，炙甘草5克，大枣5颗，生姜3片。

制法 / 将上药放入砂锅中，加清水煎煮30分钟左右，取汁。

用法 / 每日1剂，每日2次，早、晚饭后30分钟各温热服用。

功效 / 补血养气，调理气血。

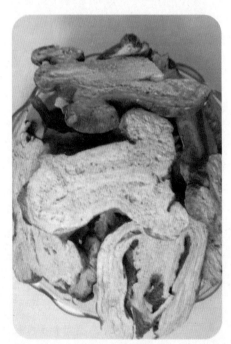

白术

桂枝生姜方

材料少 / 制作时间短

材料 / 桂枝、生姜各 12 克，芍药、甘草各 15 克，乌头 6 克，大枣 3 颗。

制法 / 将上药以水煎煮，取药汁。

用法 / 每日 1 剂，分 2 次服用。

功效 / 温肝散寒。用于辅助治疗腹中冷痛、手足厥冷、身体疼痛等内外皆寒之症。

备注 / 本方中乌头有毒性，应遵医嘱酌情减量煎服。

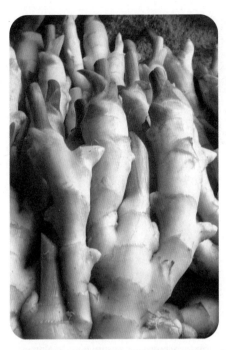

生姜

当归四逆汤

材料少 / 制作时间短

材料 / 当归 12 克，桂枝、芍药各 9 克，细辛 3 克，炙甘草、通草各 6 克，大枣 8 颗。

制法 / 将上药以水煎煮，取药汁。

用法 / 每日 1 剂，分 2 次服用。

功效 / 适用于缓解冻疮引起的手脚冰凉。

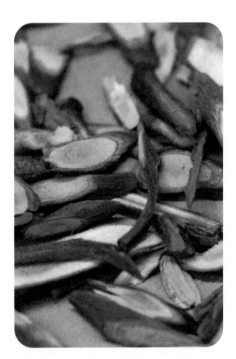

桂枝

脾胃虚弱

症状分析

1. 脾胃虚弱，是多种疾病的发病基础，指脾胃气机升降异常，健运失司。

2. 病程较长，泄泻时轻时重、时发时止，大便稀溏，色淡无臭味，夹有不消化食物残渣。食后易泻，吃多后见腹胀、大便多、过后食欲不振等。

秘 方

养阴活血汤

材料易得 / 制作时间短

材料 / 沙参、麦冬各15克，生地黄12克，玉竹、白芍、枳壳、党参、桃仁、当归各10克，红花、炙甘草各6克。

制法 / 将上药以水煎煮，取药汁。

用法 / 每日1剂，分3次服用。

功效 / 益胃，养阴，活血。用于缓解阴虚血瘀、脾胃虚弱。

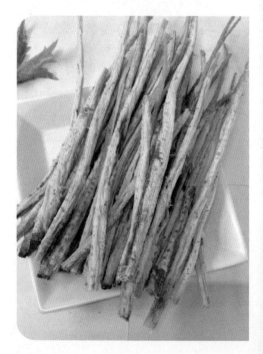

沙参

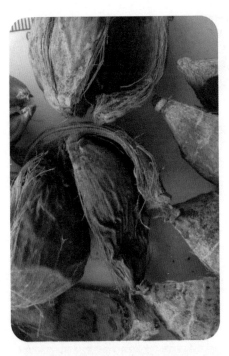

大腹皮

升清降浊方

材料易得 / 制作时间短

材料 / 白芍15克，望江南、大腹皮各12克，党参、黄芪、制半夏、枳实各9克，柴胡、升麻、豆蔻、甘草各6克。

制法 / 将上药以水煎煮，取药汁。

用法 / 每日1剂，分2次服用。

功效 / 升降脾胃，斡旋气机。用于脾失升降，胃失和降，易脱肛，噫气频频，胃脘痞痛。

健胃方

材料易得 / 制作时间短

材料 / 黄芪30克，人参（另煎）、白术、当归各10克，陈皮、柴胡各6克，炙甘草5克，升麻3克。

制法 / 将上药用水煎煮，滤渣取汁。

用法 / 每日1剂，分2~3次空腹温服。

功效 / 适用于缓解脾胃气虚，中气下陷。

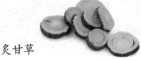

炙甘草

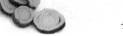

升麻

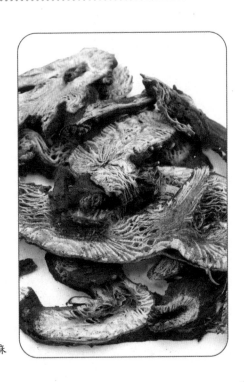

体虚水肿

症状分析

1. 水肿表现为体内水液潴留，泛溢肌肤，出现眼睑、头面、足跗、腹部甚至全身水肿。

2. 中医认为，水肿是由风邪外袭、肺失通调、湿妻浸淫、内归脾肺，风湿相搏、心阳不振、水湿浸渍、脾失健运及饮食劳倦、伤及脾胃等所致。

秘 方

乌龙冬瓜茶

材料少 / 制作时间短

材料 / 乌龙茶5克，冬瓜皮25克，山楂肉20克。

制法 / 将冬瓜皮和山楂肉放入砂锅中，加适量水煎煮20分钟左右。将乌龙茶放入茶壶中，用煎好的水冲泡，加盖闷10分钟即可。

用法 / 每日1剂，每日3次。

功效 / 用于缓解痰多久咳、体虚浮肿。

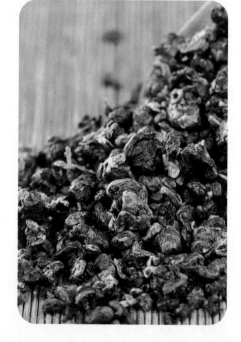

乌龙茶

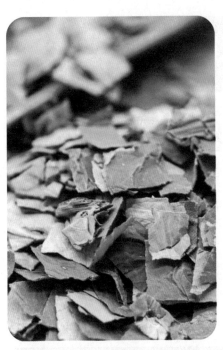

薏苡仁茶

材料少 / 制作时间短

材料 / 炒薏苡仁适量，荷叶、山楂各2克。

制法 / 将炒薏苡仁、荷叶、山楂放入茶杯中，用沸水冲泡10分钟左右，去渣取汁即可。

用法 / 温饮，每日1剂，每日1次，代茶饮用。

功效 / 此茶具有清热、利湿、祛肿的功效。

荷叶

瓜皮茅根茶

材料少 / 制作时间短

材料 / 西瓜皮60克，白茅根30克（鲜品90克）。

制法 / 将西瓜皮、白茅根制成末，放入茶壶中，用沸水冲泡。

用法 / 代茶饮用，每日1次，每日1剂。

功效 / 具有清热利尿的功效，适合肾炎、水肿患者饮用。

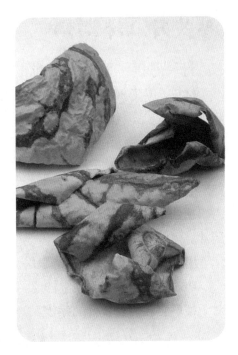

西瓜皮

体型肥胖

症状分析

1. 肥胖症是一种常见的慢性病，是指人体内的脂肪贮存明显超过正常人的平均量，体重增加并引起机体代谢、生理的异常变化。

2. 引起肥胖症的原因有多种，遗传因素、饮食、运动量少、职业、年龄、精神及内分泌失调等因素都会引起肥胖。

秘 方

参芪升麻泽泻汤

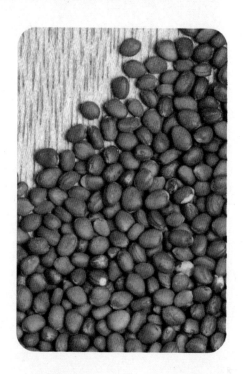

材料易得 / 制作时间短

材料 / 黄芪30克，党参15克，陈皮、茯苓、法半夏、白术、山楂、郁金、莱菔子、泽泻各10克，柴胡、天南星各6克，升麻、炙甘草各2~3克。

制法 / 将上药以水煎煮，取药汁。

用法 / 每日1剂，分2次服用。

功效 / 补中益气，燥湿祛痰。对于缓解肥胖症有较好的疗效。

莱菔子

茉莉玫瑰饮

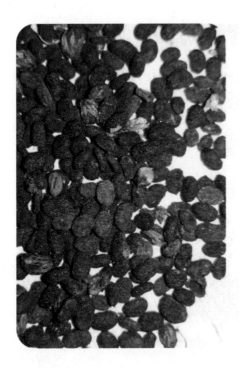

材料易得 / 制作时间短

材料 / 桑椹、补骨脂、何首乌各 15 克，泽兰、泽泻各 12 克，茉莉花、玫瑰花、荷叶、决明子、枳壳各 10 克。

制法 / 将上药以水煎煮，取药汁。

用法 / 每日 1 剂，分 2 次服用。

功效 / 利湿化瘀。可用于缓解肥胖症。

补骨脂

黄芪山楂减肥汤

材料易得 / 制作时间短

材料 / 泽泻、生山楂、丹参、茵陈、水牛角各 30 克，黄芪、防己、白术、川芎、制首乌各 15 克，淫羊藿 10 克，生大黄 9 克。

制法 / 将上药水煎，取汁 100 毫升。

用法 / 每日 2 次，每次 50 毫升。以上为 1 剂量，超重 25% 以上者可增至每日 1.5 剂，即 150 毫升。

功效 / 补中益气，降脂减肥。适用于缓解肥胖症。

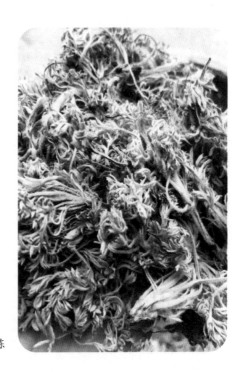

茵陈

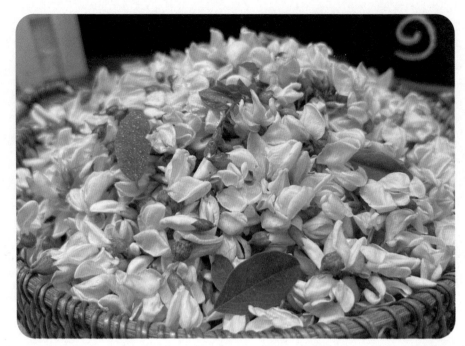

鲜槐花

山楂槐花饮

材料少 / 制作时间短

材料 / 鲜山楂 30 克，鲜荷叶 15 克，决明子 10 克，鲜槐花 5 克，白砂糖适量。

制法 / 将上药同煎煮，待山楂将烂时用大勺将其碾碎，再煮 10 分钟。滤出汁液，加少量白砂糖调匀。

用法 / 代茶频饮。

功效 / 降脂减肥。对肥胖症有一定的缓解作用。

鲜山楂

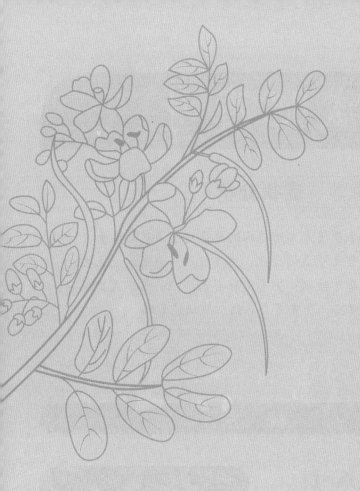

第九章

美容保健

　　爱美之心人皆有之，我们在日常生活中可以通过秘方来调理身体、美容养颜、养生保健，提高身体的免疫力，增强抵抗力。

减肥瘦身

症状分析

1. 肥胖的根本原因是人体摄入的热量超过消耗的热量。

2. 轻度肥胖常无明显的症状；中度肥胖可伴有疲乏无力、呼吸短促、易疲劳等症状；重度肥胖会因肺泡换气不足出现缺氧，引起胸闷、嗜睡，严重者会导致心肺功能衰竭。

秘 方

美腿瘦身香瓜汁

材料少 / 制作时间短

材料 / 香瓜50克，茭白25克，草莓、柠檬各20克，蜂蜜半小匙。

制法 / 将茭白、香瓜、柠檬、草莓分别洗净，切块后放入榨汁机中，加入适量凉开水、蜂蜜，混合搅打均匀即可。

用法 / 每日1次，每次1剂。

功效 / 具有调理内分泌与减肥的功效。

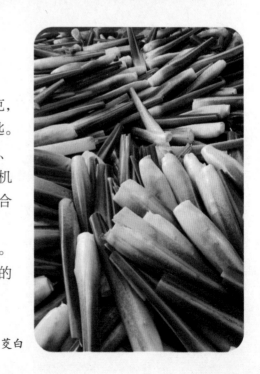

柠檬　　　　　　　　茭白

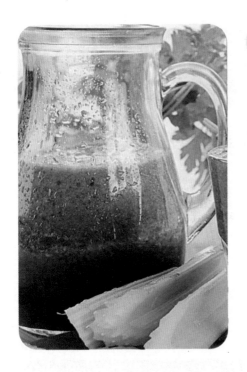

纤体果乳汁

材料少 / 制作时间短

材料 / 菠萝半个，胡萝卜50克，芹菜、芦笋各20克。

制法 / 将芦笋、胡萝卜、菠萝分别去皮后切成小块，与芹菜、适量凉开水一同加入榨汁机中，混合搅打均匀即可。

用法 / 每日1次，每次1剂。

功效 / 菠萝几乎含有人体所需的所有维生素以及16种天然无机盐，可帮助有效地分解脂肪。

红豆鲤鱼汤

材料少 / 制作时间短

材料 / 鲤鱼1尾（1000克以上），红豆100克，鸡汤、葱、姜、胡椒、盐各适量。

制法 / 鲤鱼清理干净，将红豆洗净，塞入鱼腹，再将鱼放入砂锅，另加葱、姜、胡椒、盐、灌入鸡汤，上笼蒸1.5小时即成。

用法 / 佐餐食用。

功效 / 行气健胃，醒脾化湿，利水消肿，减肥轻身。

红豆鲤鱼汤

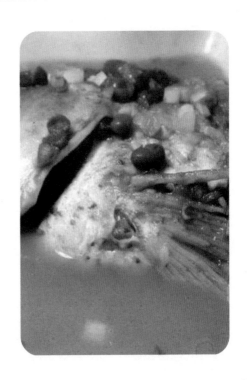

祛斑洁面

症状分析

　　1.面部斑与妊娠、内分泌失调、滥用化妆品、遗传、微量元素缺乏、肝脏疾病及紫外线照射等因素有关。

　　2.通过秘方来调理，能养血柔肝、散郁祛瘀，有效地改善面部黄褐斑和皮肤暗沉等症状。

秘 方

芍药花茶

材料少 / 制作时间短

材料 / 干芍药花瓣2茶匙，蜂蜜或红糖1茶匙。

制法 / 将芍药花瓣用沸水冲泡，闷泡约10分钟后即可（可依个人口味调入适量蜂蜜或红糖）。

用法 / 每日1次，每次1剂，代茶饮用。

功效 / 可养血柔肝、祛斑养颜，促进细胞新陈代谢，提高肌体免疫力，延缓皮肤衰老。

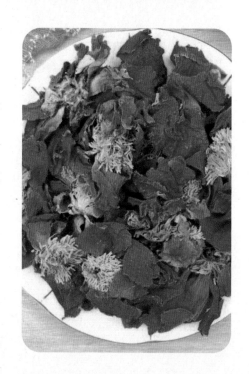

芍药花瓣

僵蚕方

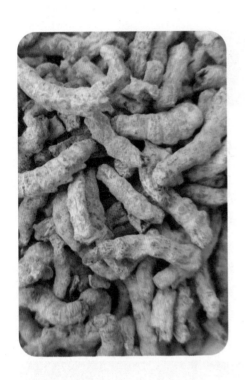

材料少 / 制作时间短

材料 / 僵蚕 100 克。

制法 / 僵蚕晒干，研为细末，然后储存于瓶中备用。

用法 / 临睡前洗净脸，用此药粉擦面。

功效 / 可祛风消斑。

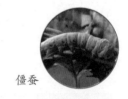

僵蚕

柿叶膏

材料少 / 制作时间短

材料 / 青嫩柿叶、凡士林各适量。

制法 / 柿叶晒干，研为细末，加入溶化的凡士林中，搅拌成膏状。

用法 / 使用时涂于患处即可。

功效 / 可淡化黄褐斑。

凡士林

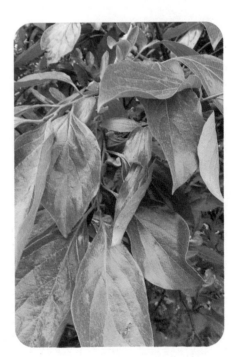

柿叶

益气养血

1.气血不足即中医学中的气虚和血虚。气血不足是百病之源，会导致脏腑功能的减退，引起早衰的病变。

2.气虚会引起畏寒肢冷、自汗、头晕耳鸣、精神萎靡、疲倦无力、心悸气短、发育迟缓。血虚则面色萎黄、皮肤干燥、毛发枯萎、视物昏花、手足麻木、失眠多梦、健忘心悸。

秘 方

材料少 / 制作时间短

材料 / 党参、北沙参各 10 克，大枣 5 颗。

制法 / 大枣去核；党参、北沙参切片。把大枣、党参片、北沙参片放入炖锅内，加 200 毫升水，中火烧沸，改用文火煮 30 分钟。

用法 / 代茶饮。

功效 / 本方可益胃生津、补气补血。

党参

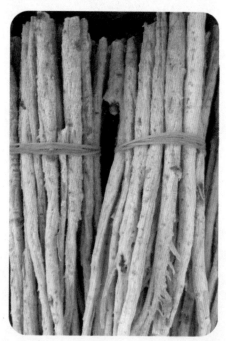

北沙参

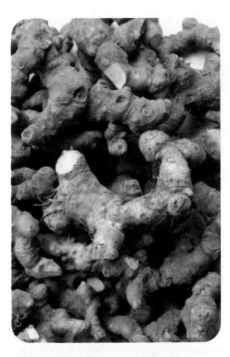

太山方

材料易得 / 制作时间短

材料 / 太子参、山药、白术、生黄芪、麦冬、黄精、鸡血藤各15克。

制法 / 上药水煎取汁。

用法 / 每周服1剂。

功效 / 益气养血。

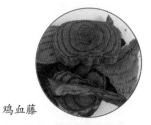

黄精　　　鸡血藤

黄芪猴头菇汤

材料少 / 材料易得

材料 / 黄芪30克，猴头菇150克，盐、味精各适量。

制法 / 黄芪、猴头菇洗净后入锅中，加水炖2~3小时，加盐、味精调味。

用法 / 佐餐食。

功效 / 益气养血，强身补脑。

备注 / 实证及阴虚者忌食。

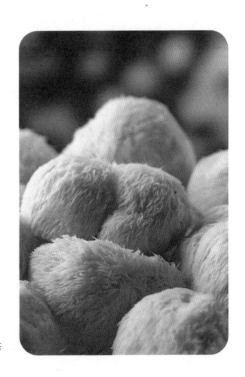

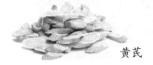

黄芪　　　　猴头菇

养心健脑

症状分析

1. 心、脑承载着人体所有器官的生命活动，它们的健康至关重要。

2. 心脑血管疾病具有发病率高、致残率高、死亡率高、复发率高、并发症多的特点。

秘 方

养心健脾醒脑方

材料易得 / 制作时间短

材料 / 龙眼肉 15 克，石菖蒲 12 克，当归、制首乌、黄芪、茯苓、远志、广木香各 10 克，党参、白术各 9 克，甘草、酸枣仁各 6 克。

制法 / 将上药以水煎煮，取药汁。

用法 / 每日 1 剂，分 2 次服用。

功效 / 益气补血，养心健脾。

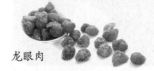

龙眼肉

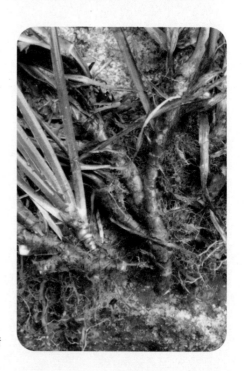

石菖蒲

益智健脑茶

材料少 / 制作时间短

材料 / 石菖蒲、人参各 5 克，远志、云茯苓各 6 克。

制法 / 人参切成薄片，其他三味药材捣碎，同切好的人参装在纱布袋中，扎紧袋口。将纱布袋放入杯中，加 800 毫升沸水冲泡，加盖闷 30 分钟即可。

用法 / 代茶饮。

功效 / 具有养心益智的功效。

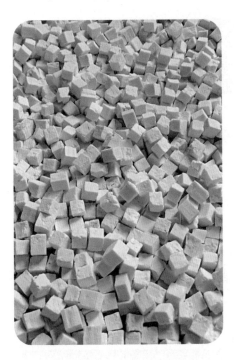

茯苓

莲子冰糖饮

材料少 / 制作时间短

材料 / 干莲子 250 克，冰糖适量。

制法 / 干莲子用凉水浸泡，去除内心，倒入锅内，小火炖煮至莲子熟软时，加入冰糖调味即可。

用法 / 代茶饮。

功效 / 健脾养心，益智安神。适用于用脑过度、健忘、失眠者服用，常服可增强脑力、聪明心智。

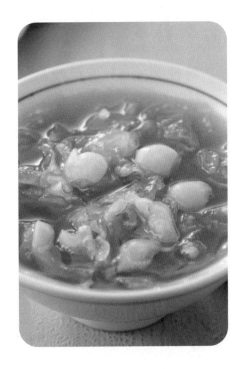

莲子冰糖饮

强筋健骨

症状分析

1. 肢体肌肉关节刺痛、固定不移，关节疼痛；肌肤局部紫黯、肿胀，按之稍硬；肢体顽麻或垂着，关节疼痛僵硬变形等是常见的筋骨症状。

2. 以下秘方有强筋健骨、祛风散寒、化痰通络的功效，能有效改善筋骨疼痛、风湿麻木、腰膝酸软等症状。

秘 方

骨碎补茶

材料少 / 制作时间短

材料 / 骨碎补40克，桂枝15克，桑寄生10克，红糖适量。

制法 / 将上药材洗净放入砂锅中，再放入适量红糖，加水1000毫升，煮开。

用法 / 代茶饮。

功效 / 通经脉，驱寒，缓解伤风头痛，强筋健骨。

骨碎补

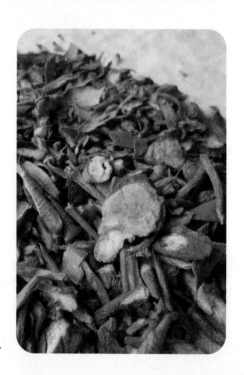

桑寄生

鹿衔草半夏方

材料易得 / 制作时间短

材料 / 鹿衔草、半夏、天南星各30克，骨碎补、肉苁蓉、桑寄生、独活各20克，山茱萸15克，风化硝、全蝎各10克。

制法 / 将上药洗净，加适量清水煎煮，取药汁。

用法 / 每日1剂，分2次服用。

功效 / 补血活血，补益肝肾，祛风通络，强筋健骨。

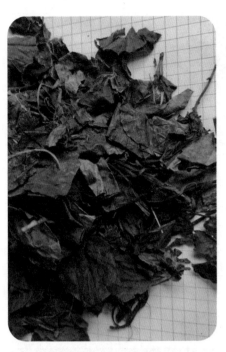

鹿衔草

五加皮杜仲方

材料少 / 制作时间短

材料 / 五加皮、杜仲各10克，65度的白酒500毫升。

制法 / 先将杜仲炒炭，去除杜仲里面的白丝，然后将五加皮、杜仲炭放入白酒里浸泡，再将白酒隔水煮30分钟左右。

用法 / 每次用餐前温服25毫升。

功效 / 活血，补肾益肝，强筋健骨。适用于辅助治疗半身不遂。

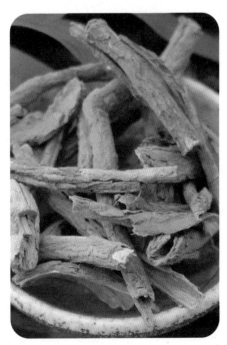

五加皮

活血滋阴

症状分析

1. 滋阴，即滋养阴液，指补阴、养阴，适用于辅助治疗阴虚潮热，盗汗，或热盛伤津见舌红、口燥等症。

2. 活血滋阴可有效预防妇科疾病、调理月经周期，改善气血不足等症状。

秘 方

龙眼肉枸杞茶

材料少 / 制作时间短

材料 / 龙眼肉5粒，白菊花15克，枸杞子10克。

制法 / 将龙眼肉、白菊花和枸杞子放入杯中，用沸水冲泡15分钟即可。

用法 / 代茶饮，不限次数。

功效 / 补血滋阴，养肝安神。适用于缓解体虚、气血不足。

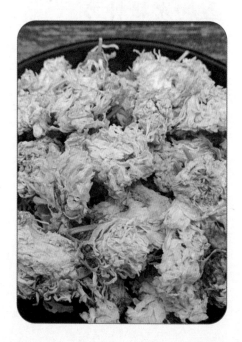

白菊花

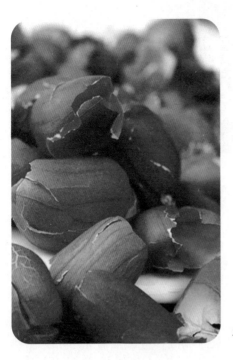

花生衣

红花生地黄茶

材料少 / 制作时间短

材料 / 生地黄 25 克，花生衣 6 克，红花 1 克，大枣 3 颗。

制法 / 把花生衣、生地黄和去核的大枣加 400 毫升水，煮沸后再煮 15 分钟，最后加入红花稍泡即可。

用法 / 代茶饮。

功效 / 补血养肾，滋阴益髓，活血调经，散瘀止痛，通利血脉。

车前子枸杞方

材料少 / 材料易得

材料 / 车前子 200 克，枸杞子 20 克，姜 1 块，大枣 6 颗。

制法 / 将车前子用清水洗干净，同姜块一起加水 1500 毫升煎煮，武火煮至沸腾后加入大枣，武火再次煮沸后转文火继续煮 20 分钟，最后加入枸杞子，煮 10 分钟即可。

用法 / 每日 1 剂，分 2 次服完。

功效 / 清热解毒，养肝滋阴。

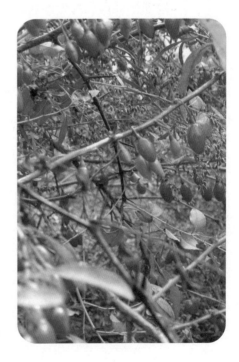

枸杞子

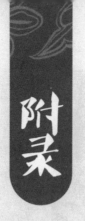

附录

常用中药及其功能主治用法提示

　　本书旨在为广大读者提供医疗保健参考，并非医疗手册。书中所提供的信息不能完全代替医生的诊疗和处方。如果您怀疑自己身患疾病，建议参考本书所列药方并在医生的指导下治疗。对少数有毒性的药物，如巴豆等，须在医生的指导下应用。

　　由于本书方剂的收集、参考和借鉴的古今文献较多，不便一一列出，谨此表示深深的歉意。